歐瀚文 醫師 賀菡懿 營養師 洪佳琪 營養師 陳郁涵 營養師 編著

失眠診所

整合醫學醫師、營養師
教你吃出好眠力

Coffee, Tea or......?
歡迎來到失眠診所，
全方位解決
睡眠相關問題。

好好睡覺
勝過吞藥
觀念・疾病・營養

改善睡眠障礙
高枕無憂的好夢解方

腸胃道、大腦、內分泌、自律神經、心臟血管等病變，都會造成睡眠障礙……

觀念篇｜充足睡眠可增加身體對抗壓力的反應，強化免疫功能，遠離感染風險

疾病篇｜肥胖、糖尿病、胃食道逆流、甲狀腺亢進、大腦退化等，令人難眠

營養篇｜提供身體合成血清素與褪黑激素的原料，幫助放鬆心情，打造安眠體質

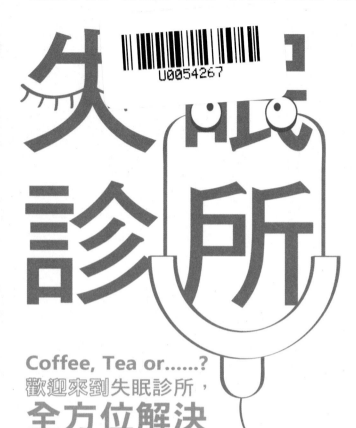

Part 1 觀念篇

睡得好，不生病

Coffee, Tea or...... 長期失眠，問題可大了！

失眠這個問題看似簡單，但長期下來折磨我們的身心，從功能醫學的觀點來看，睡眠障礙會損耗大腦認知功能和內分泌存底，久了可能成為多種慢性疾病的引爆地雷。

目錄 Contents

Part 2

疾病篇

揪出病根，就好睡！

歡迎光臨失眠診所，全方位解決睡眠相關問題

胃食道逆流、腸道發炎、腸道菌叢紊亂、大腦退化、甲狀腺亢進、荷爾蒙失調、肥胖、糖尿病、不寧腿症等，竟都會讓人睡不好？長時間失眠，大大影響工作及生活，甚至對健康造成危害。專業醫師以臨床診斷、門診案例帶領揪出夜不能寐的根本原因。

Part 3

——營養篇——

放輕鬆，關掉失眠時鐘

助眠營養門診開張，高枕無憂自療對策

俗話說：「缺什麼，就補什麼。」讓營養醫學幫我們打造安眠體質，吃出好眠力。

此外，調整生活型態，練習紓壓技巧，也是相當重要的一環，亦可透過簡易呼吸法，提高深層睡眠時間，當內在念頭變少了，就容易啟動大腦飛航模式，睡個好覺！

聲明

關於本書分享的臨床經驗、門診個案、治療面向、營養建議、飲食提案等，僅供評估參考之用；由於每個人體質和狀況皆不同，在評估醫療方案、營養醫學或任何保健品之前，最好先諮詢醫師、營養師或健康管理師。

因此，若是睡眠障礙已經嚴重影響日常與健康，應積極尋求相關科別的醫師諮詢，才能對症而癒。

總序 睡覺有講究，好壞決定健康

歐瀚文 醫師

近年來，在我的門診當中，失眠人數激增，起初以為只是高壓的社會，使人們在工作之餘，忘了該如何好好休息，所以我總是建議病患放下工作的一切，放下所有的壓力來源，自然就會睡著了。

後來，發現事情沒有我想像得這麼簡單，除了壓力之外，身體的晝夜節律，已經被這個文明世界的產物，破壞殆盡。

電子產品氾濫，嚴重影響睡眠品質

在科技高速發展的今天，手機、電腦、電視等電子產品與我們的日常息息相關，隨著人們接觸電子產品的時間越來越長，嚴重破壞了身體的晝夜節律。

晝夜節律控制睡眠和清醒的週期，身體和大腦對黑暗的反應，在睡眠中發揮作用。當夜幕降臨時，眼睛接受的光線減少，疲憊的感受逐漸湧了上來，體內生理時鐘會指示我們要放慢速度，準備開始休息。

但是電子產品的氾濫，人們常常在睡前接受許多光線的刺激，擾亂了生理時鐘，使休息時間不斷延後，久而久之讓人睡不著。

睡眠是一個相當複雜的身體恢復過程，當睡眠功能產生障礙時，可能會導致心理問題，影響生活品質，由此可知，睡眠對於精神、體力、情緒健康會產生至關重要的影響。此外，充足的睡眠可以增加身體的免疫系統功能，幫助對抗疾病的感染，並且將感染風險降到最低，保持健康。

即使大家都知道睡眠多麼重要，在臺灣仍有將近四分之一的成年人睡眠時間較短，或者每天的睡眠時間少於五個小時。自從二〇一三年開始，智慧型電子產品如火如荼發展，嚴重影響了人們的睡眠。

許多研究發現，雖然越來越多人意識到睡眠對健康的好處，但許多患者的睡眠品質和睡眠習慣並不是相當理想，他們可能一整天都感覺到疲累，但疲累並不是睡眠不足的唯一後果，許多的健康狀況，例如糖尿病、關節發炎、氣喘，以及自體免疫疾病，都跟睡眠不足有關。

對許多人來說，睡眠是能夠健康快樂生活的重要基石，但失眠者往往找不到解決的好辦法。

在強調生活型態的整合醫學當中，我們非常重視睡眠品質，因為相信只有良好的睡眠、飲食模式，以及生活習慣才能帶來健康的身體。

從臨床病例著手，提供生活提案改善睡眠

我們會評估任何干擾睡眠的重要因素，例如營養素缺乏、荷爾蒙失調、腸胃道功能障礙、心血管代謝疾病、體內發炎、粒線體功能失調、神經系統障礙，以及環境毒素的影響，都是造成失眠的重要因素。

新冠肺炎疫情持續燃燒，不少人的工作、經濟受到衝擊，收入銳減影響到生活；也有人因為工作模式調動，需要重新適應，生活、工作、人際關係的變動，讓人一下子開始焦慮了起來，加上每天確診人數的增加，恐慌持續困擾民眾，更加劇憂鬱、失眠症狀。

在本書當中，我們將闡述各個疾病造成的睡眠障礙，分享在臨床當中遇到的各種情況和案例，並且帶領大家瞭解如何在日常生活中，從呼吸法、壓力調適，以及飲食方面改善睡眠。

請大家一定要重視睡眠問題，它並不只有影響到體力而已，後面接踵而來的慢性病，才是真正使人困擾的病症，讓我們一起擁有良好的睡眠品質，迎接更健康、更美好的未來。

前言　營養與睡眠，如同呼吸一樣重要！

飲食可以讓人體獲得所需的營養，醣類和B群進入檸檬酸循環，在粒線體合成能量，提供生理機能的運作。

但是除了熱量和營養的攝取，睡眠也是讓身體能夠恢復體力的必要環節。

營養素，扮演大腦健康的重要角色

人類一輩子有四分之一到三分之一的時間在睡覺，可見得睡眠對人體健康的重要性。

二〇一九年，美國波士頓大學教授路易斯（Laura Lewis）在世界權威期刊《科學》（Science）發表了一篇研究，透過MRI拍攝腦脊液影像，證明了人類大腦在睡眠時，如果腦波呈現慢波（Slow Wave），大腦的血液會流出，換成大量的腦脊髓液湧入，清洗腦中有毒代謝廢物，包括會造成阿茲海默症的β-類澱粉蛋白質。

但是要進入慢波的深層睡眠，需要很好的睡眠品質。有些研究指出，如果一夜沒有睡好，腦中會增加百分之五十的有害物質，造成認知功能和記憶能力下降，加上慢波會隨著年齡增長及身體退化而減少，在睡眠品質不斷變差的惡性循環中，可能會逐漸增加神經退化性疾病和失智症的風險。

過去在營養學中，很少人著墨關於大腦功能及睡眠品質相關的營養補充及飲食調養，也認為大腦有血腦障壁的保護，因此對於營養素進出大腦的管控很嚴格，不會受到飲食的影響。

隨著醫學研究的進步，透過腦源性神經營養因子（BDNF）相關研究，越來越瞭解B群、Omega-3脂肪酸、芳香族胺基酸（Aromatic Amino Acid）和抗氧化的植化素等營養素，在大腦健康扮演的角色，不僅僅是提供必要的神經傳導物原料和生化代謝過程中所需的輔因子，更是透過降低體內發炎反應，來避免巨噬細胞活化神經微膠細胞，而造成的犬尿胺酸路徑（Kynurenine Pathway）過度活躍，藉此避免大量合成出具有神經毒性的喹啉酸（Quinolinic Acid）。

因此，營養素對於大腦認知功能、情緒穩定的調控，和思考記憶能力的改善，佔有非常重要的地位。

睡不好，讓你也吃不好

飲食與睡眠，都是人體補充能量和恢復體能的管道，如同呼吸一樣重要！

然而現代都市緊湊的生活步調，讓不少人選擇將這兩件事情的順位排到最後，在該就寢的時間，忍不住多滑一下手機、趕一點進度，每天都告訴自己要早一點睡，卻總是因為「再處理一下就去睡了」的念頭，犧牲自己寶貴的睡眠時間。

除此之外，睡不好也會讓你吃不好！

研究發現，當一個人處於睡眠不足的狀態時，可能會吃得更多，同時還更傾向挑選高熱量、低營養密度的食物，讓飲食組成有高熱量，但其實營養素不足的情況，想當然爾，體重、體脂肪隨之上升是預期中會發生的下場。

營養研究指出，飲食習慣與營養狀態是會影響夜間的睡眠品質，過度精緻的高升糖飲食模式，例如蛋糕、糕餅和有糖飲料，都會增加夜間醒來的次數與睡眠的深度。

當長期睡眠少於六到八小時，或是睡眠太淺，又有多夢現象，沒有真正進入清洗大腦有害廢物的慢波階段，對身體影響的層面相當廣泛，不僅是損耗大腦功能，也增加肥胖、心血管疾病、代謝症候群，或其他慢性病的風險。

我們希望透過功能醫學的檢測評估和飲食規劃，將睡眠品質放在所有健康問題的首要地位，從營養補充和飲食調整，來達到改善睡眠深度，進而提高早上精神體力恢復程度，自然就可以支持白天所需的能量生成、情緒平穩和認知功能，讓全身的器官組織啟動自我修復，回復良好的生理功能。

PART 1

觀念篇

睡得好，不生病

Coffee, Tea or…… 長期失眠，問題可大了！

睡不著是件十分痛苦的事，夜深人靜時，聽著身邊人均勻的呼吸聲，自己卻睡不著，別提有多難受了。失眠這個問題看似簡單，但長期下來折磨我們的身心，從功能醫學的觀點來看，睡眠障礙會損耗大腦認知功能和內分泌存底，久了可能成為多種慢性疾病的引爆地雷。

01

睡眠，修復人體、清除廢物的最好方式

小時候家長會一直告誡睡眠的重要性，當孩子們想要減少睡覺時間只為了玩樂時，就會被父母念：「不睡覺以後會變笨、會長不高喔！」嚇得趕緊刷牙、躺在床上，進入甜美的夢鄉。

人的一生大概會有三分之一的時間在睡覺。睡覺並不是在浪費時間，亦不只是完成重要工作後的休息。相反地，睡眠最主要的功能是維持、調節身體重要系統的平衡，影響你的呼吸、血液循環、人體生長及免疫反應，甚至荷爾蒙及心情調節。

睡眠對大腦也非常重要，當你迷迷糊糊快睡著時，有五分之一的血液將會被輸送進大腦，用來清除廢物。

褪黑激素，掌管睡眠的關鍵

為了能夠睡好覺，想盡各種辦法，例如數羊、看艱澀的書籍、喝酒、泡澡放鬆，然而都沒有用，隔天黑眼圈又更深了一點，精神不濟導致工作出錯，晚上又睡不著，形成了惡性循環。

長期睡眠不足或睡眠品質不好的人，不但會在白天精神不濟，還會有頭痛、記憶力衰退、反應遲鈍、注意力不集中，甚至造成免疫力低下，引發肥胖、糖尿病、高血壓、心血管疾病等慢性疾病。

德國圖賓根大學的荷爾蒙及睡眠專家柏恩教授（Jan Born）表示：「睡眠有助於大腦運作，並且睡眠充分者比別人要來得聰明。」睡眠的重要性不言而喻，想解決失眠之前，應該先認識一下掌管睡眠的關鍵——褪黑激素（Melatonin）。

我們在嬰孩時期不需要教導，就知道什麼時候該睡覺、什麼時候該起床，這些都是依靠褪黑激素，來影響人體清醒與睡眠的程度。

褪黑激素是由人體腦下垂體中，松果體所分泌的一種荷爾蒙，根據接收到的光量來決定要分泌多少褪黑激素。松果體主要是在夜間分泌褪黑激素，白天下降，夜晚則攀升，一般在夜晚入睡之後，其血中濃度為白天的十倍，因此褪黑激素又有「睡眠荷爾蒙」之稱。

褪黑激素在血中的濃度與年齡呈現反比，因此對各年齡層的睡眠時間有很明顯的影響，例如三到五歲幼兒在夜間的褪黑激素分泌量最高，睡眠時間在十到十五小時之間；青春期至成年期分泌量略顯下降，大約七至九小時的睡眠時間；到了四十五歲以後，褪黑激素會大幅下降，直到老年時期才會趨於平緩，甚至是減少。

你真的睡得足夠嗎？

其實，每個人所需的睡眠時間都不一樣，有些人需要睡很多，有些人就算睡很少也有精神，這是因為每個人的基因都不一樣。

最簡單知道自己有沒有睡得足夠的方法，就是留意自己清醒時，精神是否充沛，如果經常覺得清醒後或白天精神不振，那就表示你仍然睡眠不足，晚上該好好睡上一覺了！

各年齡層建議的睡眠長度

失眠是最常見的睡眠障礙，會使人難以入睡，清晨醒來後無法再次入眠，或醒來之後，仍然感到疲倦。不僅會損害精神和情緒，更會造成健康問題，降低工作表現或生活品質。

睡眠充足的時間因人而異，但大多數成年人每晚需要七到八小時的睡眠時間，根據美國CDC疾病防治局報告，各年齡層皆有建議的時間長度：

階段	年齡	建議睡眠時間
新生兒	0～3個月	14～17小時（美國睡眠基金會建議） 無建議（美國睡眠醫學會）
嬰兒	4～12個月	12～16小時
幼兒	1～2歲	11～14小時
學齡前	3～5歲	10～13小時
學齡兒童	6～12歲	9～12小時
青少年	13～17歲	8～10小時
青壯年	18～64歲	7～9小時
老年	65歲以上	7～8小時

睡著後，大腦在幹嘛？

三月二十一日是世界睡眠日，可能很多人不知道這個節日，在大多數人的觀念裡，睡眠是一件很單純的事情，認為只是躺在床上，一覺睡到天亮的行為。

事實上，當我們睡著時，身體雖然處於靜止狀態，但是大腦仍然保持一定的活躍度。睡眠是一種自然規律的週期性變化，依據腦波活動與眼睛快速移動與否，分為非快速動眼期（Non-Rapid eye movements, NREM）以及快速動眼期（Rapid eye movements, REM）。

非快速動眼期由腦波、眼動波及肌肉波來區別，由淺至深可以分為入睡期、淺睡期、中睡期與熟睡期，中睡期與熟睡期合起來的「深度睡眠」，才能有效解除疲勞。

在深度睡眠時，大腦皮層處於停止活動、完全休息的狀態，心律、血壓、體溫和呼吸頻率也會逐漸下降，對於消除疲勞、恢復精力、調節免疫都有關鍵影響。

另外，在深度睡眠階段，會大量分泌生長激素，有助於修復人體受損細胞與促進生長，所以長輩才會一直說：「睡覺才能長高。」還有研究顯示，深度睡眠也可以鞏固記憶力，因此熬夜的人經常會忘東忘西，出現記憶力衰退的情況。

快速動眼期，顧名思義指的是眼球會快速轉動，肌肉則處於鬆弛狀態，心率、血壓和體溫則會升高，呼吸頻率也會變得不規則，夢境幾乎都會出現在這個階段。在睡眠前期，快速動眼期較短，只有五到十分鐘，到了後期就會變得越來越長，大約有半小時，也就是說睡得越久，快速動眼期的佔比就會越多。因此，我們在清晨前才會感覺做了比較多的夢。

非快速動眼期四階段

非快速動眼期又分為四個階段，在腦波記錄圖上呈現不同變化。

◆**入睡期：**

介於清醒與睡眠之間。肌肉開始放鬆，呼吸和脈搏會變得有規律，腦電波開始變慢。此時是從清醒進入到睡眠狀態，因此容易被外界的聲響干擾。

◆**淺睡期：**

此時心律會減慢、體溫下降，肌肉進一步放鬆，眼動停止，腦電波進一步減緩。經過這個時期，我們才會覺得自己已經睡著了，此時可能會做片段的夢。

◆**中睡期：**

由淺睡期進入熟睡期，此時身體極度放鬆，體溫及血壓開始下降，腦波也變得慢，不容易被喚醒。

這階段大腦正在進行排毒，組織人體內的修復與生長，分泌人體重要的激素。

◆**熟睡期：**

此時人體的狀態極度放鬆，尿床及夢遊都出現在此期，接著便進入快速動眼期。

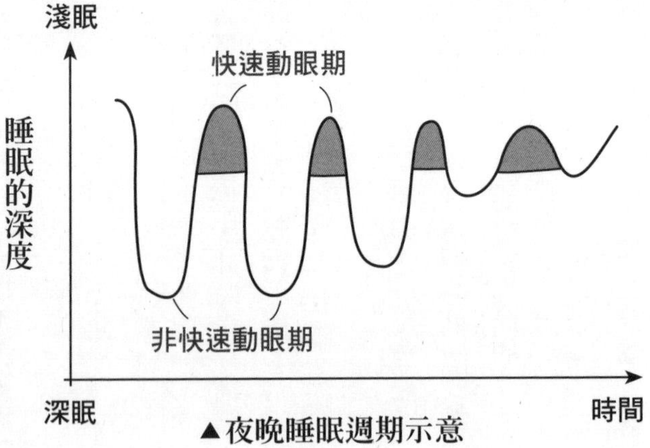

▲夜晚睡眠週期示意

睡眠週期會從非快速動眼期開始，到快速動眼期結束，全程大約九十分鐘為一個週期，而正常的睡眠會由四到五個睡眠週期組合而成，儘管中間可能出現短暫清醒（也許是想上廁所），但最多不會超過兩次，並且可以很容易再次入睡。

以睡眠規律的成年人來說，非快速動眼期在整個睡眠佔據的比例大約是四分之三，快速動眼期則是四分之一，這個比例也會受到年齡的影響而有不同。

在睡眠的前半夜以中睡期跟熟睡期為主，此階段是為了讓身體休息放鬆，較不易被吵醒；而後半夜和清晨則以快速動眼期為主，此階段的大腦就在處理情緒和記憶儲存。

如果你還在經常熬夜，或是睡眠時間不足，不僅身心疲憊，還可能造成記憶力差、情緒低落等情形，所以恢復良好且固定的生活作息，才是當前首要的目標！

02
睡不好，還會變傻？

睡眠和飲食、運動一樣，對我們的身心健康和發展有著重要的影響。

經過一天的工作和學習，好不容易回到家，沒想到一天就要過完了，為了有更多可利用的時間，做些自己喜愛的事情，像是追劇、玩個小遊戲等休閒活動，大部分的人會選擇犧牲睡眠。

看似只是單純延後睡覺的時間，其實會加重身體負擔，還會影響隔日的精神狀態，身體也會感到疲憊，好像多偷了一點時間來玩樂，沒想到反倒傷神又傷身！

幫大腦重新充電，睡眠很重要！

每一次睡眠，當你以為大腦也在休息的時候，其實它還在默默工作。

雖然大腦暫停了日間繁忙的工作，它還是很勤奮地修補勞累了一天的肌肉，調整身體各部位的運作（呼吸、心臟、血壓和荷爾蒙），清除新陳代謝，並且鞏固我們的記憶力。一起來看看睡眠對人體到底有多重要：

◆影響新陳代謝

根據研究發現，睡眠不足容易影響到新陳代謝，使脂肪消耗減少百分之二十，罹患新陳代謝疾病的可能性也會更高，也有研究表明，熬夜的人比早睡早起的人，罹患高血壓的機率高出百分之三十，罹患第二型糖尿病的風險也高出了一．五倍。

◆分泌生長激素

生長激素是人體重要的荷爾蒙，不僅促進孩童的生長發育，成人也需要它來「保養」身體，成人因睡眠問題缺乏生長激素，容易出現皮膚變差、掉髮、肌肉萎縮、中央型肥胖等情形。

生長激素的分泌量與年齡有極大關係，在孩童時期，生長激素分泌最多；到了三十歲之後，生長激素平均以每十年下降一半的速度遞減，過了五十歲之後，就會大量減少。

睡眠時分泌的生長激素會比清醒時多三倍，因此我們要把握睡眠時間，尤其是在深層睡眠的時候，會分泌大量的生長激素。

睡覺是每人每日皆必須進行的行程，看似無助於生產、浪費時間，其實，是保養身體的關鍵要素。

◆紓緩壓力

遇到特殊情況或是刺激時，會讓腎上腺皮質醇大量分泌，在對抗壓力扮演重要的角色，因此皮質醇又有「壓力荷爾蒙」之稱。正常情況下，體內的皮質醇有固定的日夜規律，白天時濃度最高，到了夜晚則會降低濃度，幫助身體進入休息的狀態。

因此，不熬夜並睡滿七至九個小時，便能讓皮質醇維持穩定運作，使大腦中樞神經系統放鬆，進而紓緩壓力與焦慮情緒。

◆減輕體重

人體在晚上十一點左右，若已進入睡眠狀態，會在體內自動分泌一種瘦蛋白（瘦體素），此種激素能夠抑制食慾，減低脂肪細胞的合成，還能促進新陳代謝，對於減重來說是不可或缺的激素。

◆增強免疫力

入睡後體內的生長激素、褪黑激素與泌乳素（Prolactin）等荷爾蒙分泌量會逐漸上升，以促進免疫細胞生長，也能加強激發體內T細胞功能，抵抗外界病毒和細菌的侵襲，提升身體免疫力。

◆降低失智症風險

充足的睡眠可讓大腦定期清除老廢物質與毒素，例如導致阿茲海默症的β－類澱粉蛋白。若是睡眠不足、失眠、熬夜，都會讓大腦排毒系統無法啟動，會讓毒素無法正常排出，影響腦部運作。

◆改善記憶力

人在睡眠時，產生的睡眠紡錘波（Sleep Spindle）能夠幫助大腦從海馬迴（Hippocampus）傳輸不同區域的記憶至大腦皮層，讓新的資訊與舊有的記憶產生連結，進而讓新資訊轉化成腦海中的固有知識，加強記憶。

由此可知，擁有充足的睡眠對我們而言有多重要，每個睡眠都是在幫大腦的電池重新充電，增加大腦能量，就像運動是為了強健身體一樣，睡眠會提高我們的注意力，使人處於最佳狀態。

睡滿八小時，不等於有好的睡眠品質

良好的睡眠不但要有足夠的睡眠時間，還要有好的睡眠品質。

不少人睡超過八小時，醒過來之後仍然感到疲倦，這很可能是因為夜晚的睡眠品質太差。這些人在夜晚的睡眠都處於淺睡期，遲遲無法進入深層睡眠，因此當早上清醒之後，總是會覺得整個晚上好像都沒有睡著，身體也因此難以得到好的修復，同時也會造成精神不濟。所以，睡得足夠並不代表有好的睡眠品質。

睡眠品質，簡而言之就是判斷睡眠狀況好壞，而良好睡眠品質具備了以下四點：

一、容易入睡：是否能夠躺上床後，在三十分鐘內就睡著是睡眠品質的一大指標。

二、半夜不會時常醒來：一個晚上不會或很少醒來，就算醒來時間也不超過五分鐘。

三、快速起床：早上是否有嚴重的賴床問題，且起床後頭腦清醒、精神也好。

四、充足睡眠時間：能夠睡滿七到八小時。不過睡眠時間因人而異，有些人不一定要睡滿八小時，還是能很有精神。

所以，真正好的睡眠不是躺在床上的時間長短，而是選擇適合自己的睡眠時間，根據研究指出，睡眠充足的人工作會有所成就、戀情發展順利、人際關係和諧，而想知道自己的睡眠品質好不好，可以透過記錄每天睡眠的時間，將自己睡眠的品質量化，便於檢視，也就是「睡眠效率」。睡眠效率公式為「實際睡眠時間」除以「在床上的時間」，當睡眠效率高達百分之九十以上就代表擁有好的睡眠，高於百分之八十五則表示睡眠品質正常。

睡眠不足對身體的影響非常長遠，因此，想要擁有健康身體，充足睡眠是必要的，若你現在還在熬夜，那就先試試以下幾點，養成良好的睡眠習慣：

- 無論是平日還是假日，都在固定的時間起床與就寢，讓身體的生理時鐘有固定行程表。
- 睡覺時關掉電燈，讓睡覺的房間保持黑暗。
- 如果躺在床上超過三十分鐘仍睡不著，就離開床做些溫和的活動，直到想睡了再上床睡覺。

◆臥室就是睡覺的地方，不要在床上工作或唸書。

◆就寢前一個小時，避免使用電子產品（例如電腦、電視或手機等），晚上暴露在藍光下容易影響睡眠。

◆睡前減少劇烈活動、避免喝茶、咖啡、酒或抽菸。

「規律」不只是就寢跟起床的時間，同時還有白天的規律作息，例如固定時間進食、固定運動習慣，都對睡眠非常有幫助。

03
失眠，現代人的必修題

深夜十點，台北，躺在床上的思思沒緣由感到難受、恐慌，心跳聲在無聲的黑夜逐漸放大，她的身體非常疲倦，睡眠卻遲遲不來。

凌晨兩點，思思終於漸漸入睡，而身在台南的沈悅卻依舊清醒，他剛吃下安眠藥和抗憂鬱藥，靜靜地等待藥物奏效。

睡眠，在保護人體身心健康層面有很重要的意義，在每一個尋常的夜晚，有些人沾枕即睡，思思和沈悅兩人卻得忍受失眠的酷刑。

只是睡不著，有這麼簡單嗎？

曾幾何時，一覺睡到天亮的時光竟然一去不復返？儘管已經躺在被窩裡，一邊告訴自己要睡覺了，大腦卻不聽話地發散思緒，漫漫長夜，越努力想要睡覺，越是睡不著，時間滴答滴答流逝，心中一邊想著：「不到六小時了，得趕快睡。」、「最後三小時了，真的要睡了！」翻來覆去，直到天泛起了白光，突然驚覺道：「啊！天亮了……。」

失眠是以「入睡困難」及「難以維持睡眠」為主要特徵，是一種常見睡眠障礙，睡眠品質達不到正常需求的主觀經驗。根據台灣睡眠醫學學會二〇一七年的調查，台灣慢性失眠症的盛行率是百分之十一．三，換句話說就是十個人中就有一人深受慢性失眠所苦。不過，失眠這個問題，並不能只簡化成「睡不著」三個字，應該更仔細區分成四種狀況：

◆晚上睡不著：雖然很睏，但不管閉上眼睛、放空腦袋都睡不著，超過三十分鐘到一小時還是保持清醒，就可能是入睡困難的表現。在臨床上，超過兩、三小時無法入睡的病例非常普遍。

◆早上醒得早：晚上正常入睡，但比平常還早醒過來，睡眠時間不足五小時。

◆半夜容易醒：夜裡清醒次數超過兩次，並且每次醒來之後無法馬上入睡。

◆睡眠品質差：長期處於淺眠狀態，即便睡眠時間足夠，白天還是會覺得沒有睡飽，昏昏沉沉。

在一般精神科門診中，大多數的病患都是以失眠為主要訴求，希望可以得到診治，失眠的原因有很多，可能是睡前不良習慣導致，常見的有咖啡、濃茶、光照、聲音，以及其他可能刺激睡眠的事物；也可能與疾病有關，例如憂鬱症、焦慮障礙、鼻炎等。

又或者生活中的感情問題、工作壓力、朋友爭吵，或是財務相關等各種瑣事也可能帶來失眠，每一件放不下的煩惱、沒操完的心，都會在深夜時，影響到睡眠。

找對原因，一覺到天亮

根據國際睡眠障礙分類（ＩＣＳＤ），對失眠做出急性、亞急性、慢性失眠的區分：

一、急性失眠（病程短於一週）

急性失眠也稱為「短暫性失眠」。大部分的人在壓力、刺激、興奮、焦慮、生病、睡眠規律改變時，都會產生急性失眠。大部分的急性失眠隨著事件結束或時間拉長就會改善，但如果處理不當的話，就會導致慢性失眠，所以當有失眠狀況發生時，還是需要特別注意。

二、亞急性失眠（病程一週到一個月）

亞急性失眠也稱為「短期性失眠」。當遇到重大事件時，像是重大身體疾病或手術、親友離世、家庭、職場或人際關係發生嚴重爭執或改變，都可能會造成亞急性失眠，這種失眠就與壓力有著極大的關係。同樣地，一不注意就可能導致慢性失眠。

三、慢性失眠（病程超過一個月）

慢性失眠的原因通常較為複雜且難以確認，是因為多種原因共同造成的結果，可分為下列三種類型：

◆原發性失眠（Primary insomnia）

佔慢性失眠的百分之二十左右，根據美國精神疾病診斷準則第四版（DSM-IV）所定義，原發性失眠指每週失眠三天或超過三天，持續超過一個月以上，且非由其他精神、身體疾病、物質或藥物使用，或其他特定的睡眠疾患所引發的失眠症狀。

◆次發性失眠（Secondary insomnia）

次發性失眠的原因很多，將原因統整可以細分成三種：身體疾病引起的失眠、精神疾病相關的失眠、因使用藥物或其他物質造成的失眠。

- 身體疾病引起的失眠：與失眠有關的疾病包括慢性疼痛、癌症、糖尿病、心臟病、氣喘、胃食道逆流病、甲狀腺功能亢進、帕金森氏症和失智症。

・與精神疾病相關的失眠：例如創傷後壓力症候群，可能會擾亂睡眠週期；過早醒來可能是憂鬱症的前兆，失眠也經常與其他情緒健康障礙一起發生。

・因使用藥物或其他物質造成的失眠：許多藥物都會干擾睡眠，例如身心科藥物、氣喘或是血壓等處方藥物；或是止痛藥、抗過敏藥、感冒藥和減肥產品等非處方藥物，也可能含有會擾亂睡眠的咖啡因或興奮劑。

◆其他因睡眠相關疾病造成的失眠：睡眠呼吸中止症會導致睡眠期間呼吸定期停止，進而中斷睡眠；不寧腿症候群會導致腿部出現不適的感覺，幾乎不可抗拒地想要移動雙腳，因而阻止入睡。

失眠通常是因為壓力、生活瑣事或擾亂睡眠模式而造成，只要治療根本原因就可以解決失眠問題。

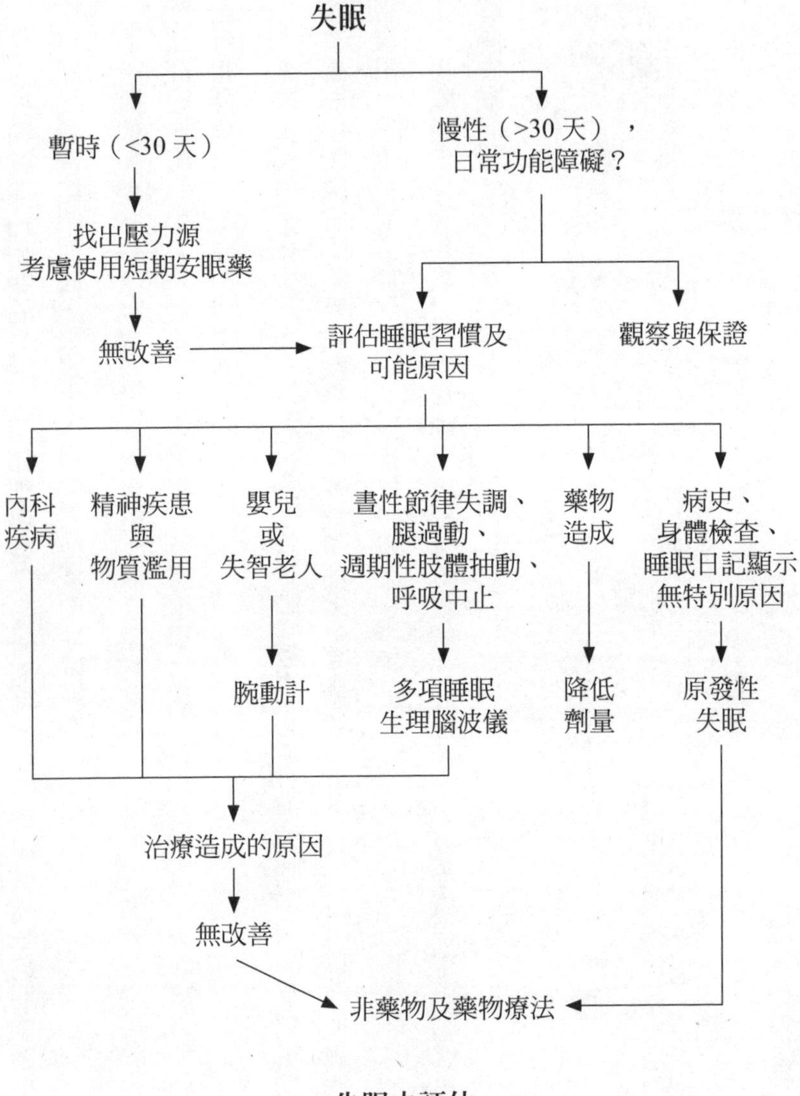
失眠
暫時（<30 天）
慢性（>30 天），
日常功能障礙？
找出壓力源
考慮使用短期安眠藥
無改善
評估睡眠習慣及
可能原因
觀察與保證
內科
疾病
精神疾患
與
物質濫用
嬰兒
或
失智老人
晝性節律失調、
腿過動、
週期性肢體抽動、
呼吸中止
藥物
造成
病史、
身體檢查、
睡眠日記顯示
無特別原因
腕動計
多項睡眠
生理腦波儀
降低
劑量
原發性
失眠
治療造成的原因
無改善
非藥物及藥物療法

▲失眠之評估

為什麼睡不好，竟跟疾病有關？

失眠這個問題看似簡單，但長期下來折磨我們的身心，從功能醫學的觀點來看，睡眠障礙會損耗大腦認知功能和內分泌存底，久了可能成為多種慢性疾病的引爆地雷。

根據醫學研究指出，長期睡眠障礙會損傷大腦認知功能，與失智症的發展有關。前面篇章提到，我們的身體會在睡眠期間進行排毒、放鬆和儲存體力，因此在功能醫學領域，通常會為睡眠品質不佳的人，評估是否有肝臟解毒功能受損的問題，甚至受環境荷爾蒙、重金屬及荷爾蒙代謝能力的影響，間接提高罹患癌症的風險。

正常來說，我們的內分泌會在睡眠期間進行生合成作用，藉由褪黑激素的濃度升高讓身體放鬆，此時皮質醇的合成也會減少。如果無法正常睡眠，身體持續處於戰鬥狀態，就必須不斷合成皮質醇和腎上腺素提供生理運作，久了不但過度消耗腎上腺功能和內分泌存底，也會影響到情緒的調控。因此很多人會發生焦慮、憂鬱、無法提振精神、沒有動力、無法感覺快樂、沒辦法讓大腦放鬆的狀況，源頭很可能都是來自睡眠障礙。

睡眠不佳會對身體造成很大的壓力來源，這樣的壓力會讓皮質醇大量分泌，時間一長，就會造成血糖代償性升高，引發血糖利用不佳，胰島素抗性出現，成為糖尿病的隱性風險因子。

皮質醇不只是造成血糖失控，也會升高血壓，同時消耗荷爾蒙原料，導致黃體酮和睪固酮合成不足，女性會開始出現經前症候群、子宮肌瘤、乳房囊腫等等問題；而男性則會體力開始下降、肌肉流失、攝護腺肥大。而這樣的荷爾蒙失衡問題，又會回過頭來加重睡眠障礙，形成惡性循環。

接下來在PART 2【疾病篇】〈揪出病根，就好睡！歡迎光臨失眠診所，全方位解決睡眠相關問題〉，將會舉例多個在功能醫學常見的狀況，讓讀者瞭解失眠不僅會造成很多慢性疾病的發展，背後往往也有眾多複雜的因素，影響睡眠品質。

我有失眠嗎？

當我們在功能醫學門診檢視客戶的睡眠品質時，會把客戶的整體健康狀況都考慮進來。例如有些客戶有高血壓的問題，可能白天吃藥，量測血壓都還算控制在良好範圍，事實上很可能出現了隱藏的危機沒有被挖掘出來！

很多高血壓的人其實會在半夜發生所謂的「夜間高血壓」的情況，導致無法正常入睡、睡眠很淺、容易多夢、早晨起床感覺沒有休息足夠。但由於平常大多在白天量測血壓，所以如果沒有富有經驗的醫師協助評估的話，很容易忽略這樣的風險問題。

以下可根據過去一個月的睡眠狀況，勾選最適當的描述：

階段	從未如此	很少如此	偶爾如此	經常如此	總是如此
夜間會醒來三次以上					
半夜醒來後，要花很長的時間才能再度入睡					
早上會太早醒來					
擔心不能睡好					
躺在床上時，腿部會有不安寧或抽動感					
早上會起不來					
醒來後仍然感覺疲倦					
睡眠無法讓我感到精神有活力					
雖然躺在床上的時間長，卻未得到足夠需要的睡眠					

如果在上述問題的答案中，有兩個或兩個以上的答案是「經常如此」或「總是如此」的話，則可能需要諮詢醫師或心理師，給予專業的評估。

※ 資料來源：勞動部工作生活平衡網

04

失眠了，怎麼辦？

「醫生，可以幫我開個安眠藥嗎？」一位眼神充滿疲憊的先生有氣無力地說，看得出來已經很久沒有睡個好覺了。

每個人幾乎都因為各種原因而有睡不好的時候，偶爾的失眠不用太過慌張，可以先觀察幾天，針對造成失眠的原因進行改善、調整日常作息、避免造成失眠的因素，通常失眠問題就會有所好轉。但如果失眠情況持續超過一週，或是已經感到精神不濟時，就需要到醫院找專業醫師進行治療。

行為治療法，調整睡眠習慣

失眠的治療，一般可採「藥物」及「非藥物」兩種方式來治療。

藥物治療顧名思義就是利用安眠藥物，幫助患者入睡，並持續一定的睡眠時間與避免過早醒來；非藥物治療則是透過行為治療法來調整失眠患者的睡眠習慣，以培養良好的睡眠意識，包括刺激控制、放鬆、睡眠限制治療、認知治療等治療方法。

◆刺激控制：

因長期失眠，讓患者容易對睡眠產生恐懼和擔憂，很難有愉快的睡眠體驗，因此刺激控制主要是協助失眠患者重新建立睡眠的規律。

建議患者在感到睏乏時才上床，並且在床上不建議閱讀、看電視、進食或擔憂其他事；躺在床上的清醒時間不應超過三十分鐘，否則應該離開臥室，並進行其它放鬆活動，如閱讀或聆聽紓緩的音樂，避免看電視或滑手機，如果回到床上且在三十分鐘內仍不能入睡，則重複上述過程。

設定鬧鈴，在每天早晨同一時間起床，包括週末，且日間不要午睡。

◆放鬆治療

放鬆治療主要是讓身體各部位的肌肉放鬆，以達到改善失眠的效果。從面部肌肉開始，輕輕收縮肌肉一到兩秒，然後放鬆，重複多次，依次按照從頭頸部、手臂、手指、胸、腹、臀部、大腿、小腿到足部。

◆睡眠限制治療

透過限制躺在床上的總時間來提高睡眠效率。患者需要紀錄每天的睡眠時間，臨床醫師根據患者的睡眠日誌計算出的睡眠效率，來延長或縮短患者臥床的時間。例如睡眠效率超過百分之八十五，則臥床時間就增加十五到三十分鐘，儘管可能會縮短時間，患者的睡眠時間仍然不會少於五小時。

◆認知行為治療（CBT-I）

這是一種將前述的幾種方法結合起來，持續數週的治療策略，在醫師的監控下進行治療。

如果以上這些方式都無法改善失眠狀況，就要考慮藥物治療。

行為治療無感，安眠藥物來接棒

治療失眠的藥物主要有兩大類：苯二氮平（Benzodiazepines, BZD）、非苯二氮平（non-Benzodiazepines, non-BZD）等安眠藥物，其他尚有褪黑激素受體致效劑（Melatonin receptor agonist）、抗憂鬱劑、抗組織胺等藥物，也有改善睡眠的作用。

◆苯二氮平（Benzodiazepine）安眠藥物

苯二氮平可以減少入睡時間及延長睡眠時間，除了鎮靜安眠外，還具有抗焦慮、肌肉鬆弛及抗痙攣的作用，常見副作用為嗜睡、頭痛、暈眩、精神混亂、肌肉無力及運動失調等。

苯二氮平藥物依照藥效開始快慢與作用時間長短，分成短效型安眠藥與長效型安眠藥。短效型安眠藥作用時間短，不會影響隔天的精神狀況，但是若突然停用藥物，則容易發生反彈性失眠；長效型安眠藥可以改善早醒或睡眠中斷狀況，但須留意對白天生活的影響。

◆非苯二氮平（non-Benzodiazepine）安眠藥物

非苯二氮平安眠藥物被認為更能有效引導睡眠，具有鎮靜安眠的效果，作用時間快速，可幫助快速入睡，也較不易產生耐藥性及成癮性。

◆褪黑激素受體致效劑

此藥物作用在褪黑激素受體上，促進身體從清醒的狀態進入睡眠狀態，調整睡眠週期，讓作息恢復原狀。直到目前為止，被研發且核准以安眠藥名義上市的褪黑激素受體促效劑，只有Ramelteon（Rozerem）。

◆**抗組織胺藥物**

此藥物對於因過敏造成的睡眠問題能有所改善。

◆**抗憂鬱劑**

憂鬱症的病人也可服用具鎮靜安眠效果的抗憂鬱劑，來改善睡眠問題。

不過，大部分的安眠藥物多經由肝臟代謝，因此在某些族群身上，例如懷孕婦女、有腎臟或肝臟疾病的患者、夜間需要判斷力的患者、年長族群，以及苯二氮平類藥物過敏者，服用安眠藥物的副作用風險可能會提高，需要更加謹慎使用，讓醫師幫忙評估才好。

安眠藥使用量驚人，一年吃掉一條中山高速公路

根據新聞報導指出，食藥署於二〇一四年的統計資料顯示，國人每年服用約三億兩千七百萬粒安眠藥，若將其逐一排列，長度三百二十七公里與中山高速公路相當。其中以俗稱史蒂諾斯的佐沛眠（Zolpidem），使用量為一億三千七百零九萬粒，位居首位。

食藥署為保障國人使用安眠藥之安全性及合理性，避免醫源性成癮，近年來辦理安眠藥稽核專案計劃，使用量逐年下降。然而，食藥署卻發現，此期間伯替唑他（Brotizolam）及唑匹可隆（Zopiclone）等藥品之使用量，則呈現逐年上升的趨勢，顯見國人對於安眠藥的依賴性仍有一定需求。

根據國立政治大學睡眠研究團隊追蹤一百四十四位年齡介於十八歲至六十五歲的安眠藥使用者，經過一年半的追蹤後，發現安眠藥使用者中大約有七成是女性，且單純以服用一種安眠藥為主。

研究也發現，大部分人的用藥習慣是穩定的（百分之六十九．七），並再進一步分成高、低、稀有頻率三種用藥習慣，發現穩定服用藥物的人中，約一半的比例（百分之四十二．六）會穩定每天使用安眠藥；百分之十二．四的人每個月大概只有七到十個晚上服用安眠藥；而只有少部分的人是擁有安眠藥，但每個月卻非常少使用，甚至是不使用。

另外，這些一百四十四位受試者中大約有百分之三十的人，會隨著時間逐漸減少自己服用安眠藥的頻率，可見在長達一年半的時間內，只有約三分之一的人會降低其安眠藥的使用頻率。

安眠藥會在短期紓緩睡眠障礙，許多人擔心成癮性，所以會控制使用的顆數，但仍有多數人使用安眠藥仍無法得到良好的睡眠品質，進而加重藥物使用，甚至是其他物質濫用，例如酒精。

安眠藥會成癮？

使用安眠藥之後，會擔心停用後無法入睡，這並非大家所認為的「安眠藥成癮」。安眠藥的長期使用會造成心理的依賴性，更容易有耐受性的問題。耐受性指的是原本使用的藥品越吃越沒效，需要增加劑量才能達到原有的效果，造成藥量越吃越重。

依賴性可分為「生理性依賴」與「心理性依賴」。所謂生理性依賴，指的是長期服用安眠藥而突然停藥，身體一時無法適應，進而出現戒斷症狀，如焦慮、恐慌、易怒、失眠加重、心悸、冒冷汗、噁心、嘔吐、手抖、抽搐等症狀；心理性依賴則是若沒服用安眠藥，內心就感到強烈的不安和焦慮，非吃藥不可，不吃就睡不著。

在安眠藥的使用上，不要突然停藥，否則容易引起戒斷症狀或反彈性失眠。如需停藥，應緩慢減量再停藥，建議以一週減四分之一藥量為原則。例如，第一週先減掉四分之一的藥量，若無失眠情形，第二週再減四分之一藥量，依此漸進式減量方法來停藥。

若同時使用多種安眠藥，則先選擇一種藥物，逐漸減量。

最後還是要培養良好的睡眠習慣，以及找出體內失衡的原因，減藥或擔心自己有依賴性時，建議至醫院請醫師協助減藥。

若睡眠問題已影響日常生活，初期使用安眠藥往往是治療上必要的措施，因此對於失眠藥物的使用，也不必「談藥色變」，只要遵照醫囑，在醫生指導下服用、減量和停藥，也是非常安全有效。

當然，想要徹底解決失眠的問題，不能單靠藥物，患者本身應配合行為治療，改善可能影響睡眠之行為及環境因素，才是解決之道。

05
失眠、作息變亂，疫情要背鍋？

二〇二一年五月中旬，新冠肺炎疫情再次升溫，全台一度進入三級警戒，各個行業都受到了波及。

有些企業或商家因為營運無法周轉而選擇歇業，有人頓時失去工作而沒有收入，即便收入沒有受到影響的人，也可能要改變往常的工作型態，尤其是在第一線的醫護人員也因為面臨更高感染風險的壓力，在心理層面緊繃的情況下，更容易加劇憂鬱與失眠的問題。

生活模式改變，壓力偷走了睡眠時間

隨著新冠疫情在全球各地陸續爆發後，許多企業都調整為「在家工作」（Working From Home, WFH）的工作模式，原本只是因應疫情不得不做的暫時性應變措施，卻也改變不少企業的職場生態。

WFH在疫情期間幾乎成為最熱門的名詞，有些企業發現這樣的工作模式不僅沒有讓專案排程延遲，甚至能增加員工的生產力，因此即便疫情緩和也還是有不少公司持續讓員工在家上班，甚至近期也有企業發展出新興的工作模式——「混合工作」（Hybrid Work），既保留員工到公司上班，讓同事間可以一起互動，同時也保留員工在家工作，能顧及防疫與顧及家庭生活需求的彈性。

未來工作模式的轉型將會是趨勢，除了要改變過去習慣的工作方式，並要將生活、工作、家庭，甚至是育兒等多個角色責任交織在一起，龐大的壓力正是奪走睡眠的小偷，想改善睡眠問題就得從平日的生活開始安排，減少壓力累積的可能性！

工作與生活重疊，壓力指數高升

原本過去相看兩不厭，疫情在家卻越看越討厭？每天看的風景以及人事物相同，還有一成不變的生活，開始鑽牛角尖，不斷在想一樣的問題，這讓許多人紛紛悶出病來，覺得渾身不對勁，尤其腸胃道問題也變得特別多，這一切可都是壓力荷爾蒙在作祟！

工作與家庭無疑是外源性精神壓力的主要來源之一，而皮質醇是人體中處理壓力的主要荷爾蒙。根據研究，在疫情期間即使沒有病痛，體內的皮質醇濃度也會比以往日常生活升高許多。

因為在家工作，讓許多會議都改為線上模式，與面對面的會議相比，視訊會議需要更多的精力和專注力，導致很多人開始有「Zoom Fatigue」或是「Line Phobia」的新興疾病，導致嗜睡和疲憊程度增加。

長期暴露於皮質醇會導致疲勞、體重增加、睡眠障礙和整體情緒消極。為了減少大腦對皮質醇升高的暴露，應考慮幾種應對技巧：

◆預先安排好每天的工作規劃和進度，減輕焦慮感！

在家工作相當考驗自律能力，一不小心可能就會因時間流失而感到懊悔！預先安排每日的行程規劃是預防憂鬱、減輕壓力和提升活力的重要方式。從早開始，思考今天需要完成的任務，積極安排自己的一天。

建立每日的工作行程表，可以讓我們更清楚什麼時間點該做什麼事，引導整天的行動。同時也可以透過一些小獎勵來激勵自己，例如：提早完成任務時，可以有點心或是休息時間，為自己帶來成就感。

同時也可以考慮如何利用在家工作時，是否有可能發展新的業務，讓平日的工作更有條理、更有效率，或是拿來學習新技能。

要特別注意的是，在家工作因為少了出門趕車、進公司準時打卡的壓力，比較容易睡得比較晚、白天打瞌睡或拖拖拉拉，這很容易讓自己不小心掉入自我墮落的深淵，無形之中會抑制工作生產力和創造力。

因此，在家上班仍要讓自己保持紀律，為自己創造一個每天開工前的儀式感，像是每天醒來要像平日梳洗，並且換掉睡衣，不見得需要穿正式服裝，但換上衣服可以讓人活躍起來，因為穿睡衣很容易會讓人想睡覺。

◆複製日常規律作息，以不變應萬變

我們的身體和大腦都是被制約化的系統，會習慣性地處理每天的例行程序，從最基本的睡眠及飲食時間到其他活動（例如工作），大腦通過神經傳導的方式編程，以進行每日的週期活動，當日常工作受到干擾時，我們的神經系統就會發生變化。

每天週期的變化可能會導致神經傳導物質失衡，從而導致憂鬱、焦慮、嗜睡，以及情緒起伏。保持日常工作的基本內容，固定的睡眠週期，規律的用餐時間，居家運動和活動保持一致，必不可少。

如果自己在家工作會感到孤獨的話，也可以盡量用視訊模式和同事討論公事，而不是語音通話，因為與同事們保持面對面的互動非常重要，可以讓自己避免處於孤立的環境中。

◆就算在家，也要劃出工作與生活的空間界線

工作與生活的界限是讓人最難以拿捏得宜，特別是在家工作時，這個問題又被更加放大，盡可能有一個專用的工作空間，可以避免讓自己分心。透過分隔空間而產生的距離，可以使人專注於高效的工作狀態，並可以在需要時「偽離開辦公室」。

若家裡空間足夠，建議在家裡要規劃一個專用的工作空間，如果沒有獨立的房間辦公，至少應該有一張辦公桌，有助於防止工作蔓延到生活的其他部分。

◆設定合理的工作目標，避免瞎忙

在家工作的成效相當兩極，有些人可能會忙到忘了時間，有些人可能少了同事在身邊，或者家中有小孩要兼顧而影響工作效率。

為自己設定合理的工作目標與時間安排，也可以幫助減輕蠟燭兩頭燒的壓力。例如可以依照輕重緩急建立有層次結構的任務清單，確定哪些事情是當天一定要完成的目標？哪些事項可以彈性安排，不見得要立刻完成？如果無法完成所有工作，請對自己好一點，休息一下再出發。

想吃就吃，可能也是你睡不好的元凶

疫情期間，多數人待在家裡的時間也變長了，而家裡的「食物」最令人禁不起誘惑！在家的時間容易時不時打開冰箱、晃到客廳廚房，隨時都有東西可以吃，同時又不用像辦公室那樣拘謹，因此覺得有點餓、有點想要遠離電腦、逃避工作的追殺時，就會忍不住嘴饞想要吃點東西，尤其是含有高熱量、高糖、高油的食物最吸引人！

有國外研究便指出，疫情期間有百分之二十二的成人，因疫情在家體重默默攀升！當體脂率增加，特別是內臟脂肪增加時，就容易導致體內慢性發炎，容易在一連串的漣漪效應下影響到睡眠品質。

盲目地吃，不僅會讓體重攀升，研究亦指出「吃了什麼」可能也會影響你會不會失眠！

《美國臨床營養期刊》一篇研究便提到，高升糖指數或高升糖負荷飲食會導致失眠的風險增加。這篇研究調查了一九九四年至二〇〇一年間參加「婦女健康關懷研究」（Women Health Initiative, WHI）的五萬名停經婦女，將這些婦女於研究期間所記錄的飲食資料做分析，包含飲食的升糖指數（Glycemic index）和升糖負荷（Glycemic load），分析飲食中醣類、澱粉、膳食纖維、添加糖，以及全穀類、加工或精緻穀物、水果、蔬菜、乳製品等，各大類食物的攝取狀況，並且追蹤每位參與者在三年內發生失眠的風險。

結果發現，飲食攝取較高升糖指數或較多添加糖的女性，發生失眠的風險更高！添加糖包含白糖、紅糖、糖漿、蜂蜜等，也就是額外添加的糖。反觀之下，攝取較多蔬菜或水果的女性，失眠風險較低。

所謂的升糖指數指的是我們攝取特定食物後，在兩小時內影響血糖升高的程度，指數範圍為〇至一百，數字越高代表影響血糖越大，像是麵包、麵食類、白米、烘焙類食品、含糖飲料等，都屬於高升糖食物。反之，低升糖食物像是蔬菜、堅果、全穀類或部分水果，對血糖影響比較低。

為什麼高升糖飲食會跟失眠有關呢？根據研究員的推測，可能是因為高升糖飲食造成血糖在短時間內快速上升，身體緊接著分泌大量胰島素試圖降低血糖，讓血糖驟降，而引起身體有些症狀反應，就包含影響了睡眠的品質。

如果你也有睡眠方面的困擾，或正值更年期前後的女性若有失眠的困擾，可以從這篇研究的結果，試著調整日常飲食模式，盡量選擇低GI飲食模式，而相關飲食細節可以諮詢營養師的建議，因為實際上從飲食影響睡眠問題，並非只有升糖指數的因素，透過完整的專業評估，也能幫助規劃更符合需求的飲食。

提升自我覺察，避免盲目瞎吃，改善失眠！

前面的段落提到壓力或高升糖的飲食習慣，都容易引起睡眠方面的問題，如何與壓力和平共處，壓制總是忍不住的嘴饞，對於不少人來說，都是一直以來想要努力克服的問題！

多數人往往都會用意志力告訴自己：「不能吃！」、「不能放棄！」、「不准再想了！」然後一直被壓抑的渴望，就不停高漲到超越意志力，最後就決定「算了，先吃再說，之後再認真克制！」當你有這個想法時，早已落入情緒飲食循環而不自覺！

實際上，你可以不用這麼辛苦！心智運作的法則，就是越抗拒的事，慾望則越強大，當你越抗拒想吃的慾望，就會更想吃，往往最後就是妥協，進而干擾了夜間的睡眠品質！

當覺察到自己沒有肚子很餓，卻有想吃的衝動時，不妨讓自己冷靜十五分鐘，同時讓自己轉移注意力，有時候想吃的慾望往往就在這十幾分鐘之間，過了這段時間可能就不會這麼想吃了。

在這段時間，你可以做以下這些事情，不讓注意力一直放在「吃」這件事上：

◆遠離食物誘惑

遠離任何看得到、聞得到、摸得到的食物，或是任何可能會刺激感官，讓你想吃的地方，降低任何可能的誘惑。可以做一些轉移注意力的活動，比如靜心冥想、出門散步、找人聊天、看書、看影片，這些活動都可以幫助我們度過想吃的衝動，當然要避開跟食物有關的書或影片。

◆喝一大杯水

常常我們會把口渴當作肚子餓，當你水分補充足夠的時候，搞不好吃的慾望也會跟著消失。方便的話也可以刷牙，幫助降低想吃某些食物的慾望。

◆觀察情緒狀態

問問自己，現在是否覺得生氣、焦慮，還是緊張？有時候想吃只是因為想逃避某些情緒，就像是一隻把頭插在土裡的鴕鳥。只是我們不是真的把頭插在土裡，而是用食物塞滿嘴巴！

當學會覺察、面對和接受這些情緒時，自然而然地就可以減少衝動進食的機會，減少高熱量、高糖分的食物干擾睡眠品質。

面對突如轉變的生活模式，我們需要更積極學習並落實自我保健，以保持動力、生產力和健康。適當的營養補充品、冥想、呼吸訓練、運動、做飯、閱讀等，並與朋友家人聊天，都有助於降低皮質醇和保持積極的情緒，進而減少失眠的困擾。

PART 2

疾病篇

揪出病根，就好睡！

歡迎光臨失眠診所，全方位解決睡眠相關問題

胃食道逆流、腸道發炎、腸道菌叢紊亂、大腦退化、甲狀腺亢進、荷爾蒙失調、肥胖、糖尿病、不寧腿症等，竟都會讓人睡不好？

長時間失眠，大大影響工作及生活，甚至對健康造成危害。專業醫師以臨床診斷、門診案例帶領揪出夜不能寐的根本原因。

01

腸道好，才能睡得好

現代人飲食不規律，讓腸胃道疾病成了如影隨形的問題，試看一般上班族如何解決三餐——早上趕著打卡上班，因此匆忙以麵包、奶茶果腹；中午因為工作繁忙，而快速吃下油膩膩的便當；下午炸雞、手搖飲料放滿桌；晚上跟朋友吃燒烤配啤酒，犒勞辛苦一整天的自己。

如此常見的上班族日常，卻是造就腸胃道問題的源頭。

腸道隱性發炎，影響睡眠品質

「歐醫師，我已經好久沒有好好睡一覺了！」小張雙眼渙散、佈滿紅血絲的他，模樣看起來確實有些嚇人。

擔任科技工程師的小張，最近老是多夢，睡眠品質很差，而且持續半年多的淺眠狀態，已經讓他身心俱疲。

從他的口中得知，他曾經到診所拿過一些安眠的藥物服用，效果確實相當好，甚至好到隔天爬不起來的狀況，讓他擔心自己會對安眠藥產生依賴性，因此才來找我詢問是否有其他方式，可以改善失眠的狀況。

「你最近的生活有什麼重大改變嗎？例如搬家啊、職位調動造成的工作壓力啊，或是親友之間的關係等等。」

「嗯……嗝！沒有欸！」小張思考了一會兒，回答道。

在看診過程中，我發現小張會不斷地打嗝，並且在他填寫的功能醫學問卷中，發現平時就有消化不良、脹氣，甚至胃食道逆流的症狀，也照過胃鏡。

「去年有做過胃鏡，但這跟我的失眠有什麼關係呢？」小張疑惑地問。

「你的腸胃道已經有長期隱性的輕微發炎了，可能因此影響到睡眠喔！」

大家可能很難聯想到，睡眠跟腸胃道之間居然會有如此緊密的關係，以我自己的臨床經驗來看，像是胃食道逆流、腸躁症或是功能性的消化不良，尤其是在晚上的時候，較晚進食或者吃得比較油膩等，都會造成消化問題，進而影響到睡眠。

所謂功能性消化不良者，通常需要比較長的時間醞釀睡意，並且晚上比較容易醒來，晚睡加上睡不好，白天自然也會感到比較疲累，所以我詢問小張平時的用餐習慣與內容。

「我吃飯時間不固定，有時候工作忙就隨便吃，或是吃完就去睡覺，經常吃完飯後，肚子會脹氣，所以晚上常常翻來覆去。」小張仔細回想過去的用餐習慣，「有時候半夜醒過來，嘴巴還會感到苦澀，我以為是胃食道逆流就沒有去管了。」

接著，我再詢問日常生理狀況，排便時間也不固定，經常拉肚子或是便祕。整體失眠病情探查下來，可以更加確認是腸胃道導致的失眠問題。

4R腸道修護，調整腸胃，改善睡眠

當我瞭解小張的基本狀況之後，便幫他安排了檢查，發現他的腸道菌叢紊亂，並且消化功能不佳，甚至腸道長期慢性發炎，有腸漏症的情形。

考慮到小張的症狀都是因為腸道發炎導致，因此採用「功能醫學４R」替他調整腸胃，主要的治療流程包含：

一、避開食物過敏原

移除任何可能會造成胃部不適、食道逆流的原因，例如最常見的有幽門螺旋桿菌感染、過敏原、壓力等。

二、使用消化酵素

消化不良的問題，常會伴隨胃食道逆流、脹氣的狀況，在消化功能修復好之前，可考慮其他替代措施。比如多攝取能夠幫助消化的食物，或是能幫助分解食物的酵素。

在功能醫學臨床上會使用能夠分解澱粉、蛋白質與脂質的綜合消化酵素，而有麩質敏感的人，可以透過補充麩質分解酵素，減緩腸胃道症狀。

三、改善腸道菌叢

藉由益生菌的補充，將好的菌叢重新植入腸道，維持健康的菌相，益生菌則是挑選專利菌株，像是乳酸桿菌、雷特氏菌或孢子菌等；另外，飲食則是會強調發酵類的食物，像是泡菜、味噌、天貝、優格等，都是良好益生菌來源。

四、修補腸道黏膜

透過甘草萃取物、麩醯胺酸等營養素，協助腸道黏膜修復。飲食則可以多吃一些含有黏液的食物，例如秋葵、高麗菜等都是保護黏膜的一大幫手！另外，燉湯類經過熬煮，會釋放出小分子胺基酸，也是腸道在進行修復的過程中不可或缺的營養原料。

經過一系列的調整之後，小張的睡眠狀況改善了許多，終於不用在深夜聽著屋外的貓叫聲，卻遲遲無法入睡。

當睡眠不佳時，會影響到腸道健康；當腸道不健康時，又會影響到睡眠，如此形成一種惡性循環，不可不慎。

改善腸道菌叢，解決多年的脹氣困擾

在功能醫學常見到因為胃食道逆流、消化不良、脹氣、胃痛等問題，而影響到睡眠的患者，可以透過診所問卷和功能醫學檢測，找到根本的原因。

舉例來說，我有一位門診病患因長期嚴重脹氣，無論有沒有吃東西都會產生脹氣，導致無法工作，也沒辦法睡覺，對生活造成極大的干擾。後來，根據症狀評估和檢測結果發現，原來這位病患是因為小腸菌叢過度增生，才導致的脹氣。

什麼是小腸菌叢過度增生（SIBO）？當我們有異常大量細菌存在於小腸，這些細菌會將食物發酵產氣，而造成腸躁症（IBS）的症狀：腹脹、脹氣、打嗝、胃食道逆流、腹瀉或便秘，長期下來會造吸收不良而導致營養缺乏，也是造成小腸通透性上升（腸漏症）的主要原因之一。

研究顯示，小腸菌叢過度增生可能是百分之五十至八十四的腸躁症案例中，產生症狀的根本原因，而根除細菌過度生長可使這些症狀顯著減少。

因此這名病患接受了我的判斷和治療建議，我依照功能醫學4R規劃了SIBO治療療程，也成功解除了他多年來脹氣困擾，恢復正常工作和生活。

（可延伸參考《SIBO，隱「腸」危機：終結SIBO小腸菌叢過度增生，改善腸漏、血糖、內分泌失調、自體免疫疾病》，歐瀚文醫師著，博思智庫出版，二〇一八年）

何謂功能醫學4R？

正所謂「萬病始於腸」，許多的病症可能都源自於腸胃道功能不佳。因此，在功能醫學的臨床上，改善腸胃道狀況，往往是我們幫助個案找回健康的起手式。

所謂的功能醫學4R指的就是「腸道修復的營養醫學」，透過修復小腸絨毛使腸道恢復功能，以下是4R的個別說明：

◆第一個R：移除（Remove）

移除所有的食物過敏原或毒素，並且將腸道中過多的菌叢或害菌減少。

◆第二個R：替代（Replace）

提供消化酵素或胃酸，幫助消化、吸收，以提供身體分泌不足的酵素。

◆**第三個R：再植入（Reinoculate）**

補充好的益生菌，將好菌重新接種回去，建立好的腸道菌相。

◆**第四個R：修復（Repair）**

幫助腸道黏膜修復，像是麩醯胺酸、甘草、藥蜀葵、甜菊葉、秋葵等，皆可幫助腸道黏膜修復。

4R是「腸道修復的營養醫學」中的四個部分，並非絕對的先後順序，其執行流程取決於個案的症狀與腸胃道的問題。舉例來說，同樣都是腸道脹氣，但每個人背後的原因不盡相同，可能是SIBO（小腸菌叢過度增生）或是消化酵素不足導致的脹氣，因此治療上的流程也就有所不同，也是功能醫學最強調的核心價值——「個人化精準營養」。

你的腸道真的健康嗎？

左列的「表一」症狀，跟腸道功能有關，當有三到五種以上症狀且無法改善，需要進一步經功能醫學檢測來評估腸道功能是否受損，例如是否有腸漏、食物過敏、腸道菌叢失衡，或消化吸收障礙等症狀。

如何知道有沒有小腸菌叢過度增生？

從「表二」幾種狀況，可以檢視自己是否有SIBO的徵象：

表一

□脹氣、消化不良、關節痛、肌肉痛、免疫失調、疲勞	□腸躁、腸道通透性
□自體免疫疾病、氣喘、異位性皮膚炎、纖維肌痛、關節痛	□情緒障礙（例如沮喪）
□過敏、異位性皮膚炎、氣喘、腸胃不適、疼痛	□經常多種感染、壓力、過敏
□皮膚乾燥、水腫、皮膚發炎	□過度依賴某種食物

表二

□因為其他疾病而服用抗生素時，感覺腸胃道症狀減輕？
□服用益生質，例如：奇亞籽、亞麻籽等食物，反而會加重腸胃道問題？
□吃進高纖維的食物，反而使便秘變得更為嚴重？
□慢性缺鐵，卻找不出任何原因？
□飲食吃低糖，或是生酮飲食時，會自覺狀況變好？
□即使奉行無麩質飲食，也無法改善乳糜瀉？

◆營養助眠對策

許多人有胃痛、消化不良、胃食道逆流、腹脹、便秘、打嗝排氣等問題，如果加上長期依賴抑制胃酸的藥物（例如氫離子幫浦阻斷劑（PPI）藥物），又有過高的精神壓力和慢性疲勞等問題，很可能就會演變成胃潰瘍、十二指腸潰瘍、腸躁症等疾病，甚至影響到睡眠。

因此，針對腸胃道的對策，首先要先減緩胃酸過度分泌，保護胃腸壁，讓腸道不再發炎，才可以紓緩脹氣，解決腸道不適造成的失眠。

以本章的個案為例，小張本身有胃腸道長期發炎的狀況，因此建議可以攝取麩醯胺酸、甘草萃取物、榆樹皮、肌肽鋅、槲皮素、乙醯葡萄糖胺等營養素，來修護腸黏膜、提升腸道免疫功能，讓腸道可以抗發炎，解決腸漏症。

若是因為腸道菌叢過度增生造成的SIBO症狀，就可以攝取抗菌草藥、活性碳，來清除腸道裡過度生長的細菌，以及清除有害菌殘留毒素。

• 建議攝取營養素：

◊肌肽鋅（Zinc carnosine）：一種由鋅和肌肽組成的螯合物，可恢復細胞間緊密連接，並減少慢性發炎導致的腸道通透性增高，它還刺激黏液分泌保護腸道，並發揮抗氧化和抗發炎作用。

◇甘草萃取物：甘草在草藥中是鎮痛劑的作用，幫助緩解消化道潰瘍（PUD）等消化道發炎症狀和慢性胃食道逆流。

甘草可能作用在腎素—血管收縮素系統，而造成高血壓。因此，需選擇去甘草甜素甘草（Deglycyrrhizinated Licorice, DGL），不會造成高血壓等不良反應，而且可長時間服用較高的劑量，減緩腸道慢性發炎，保護腸道。

◇黃連：含有黃連素（Berberine）的黃連是解毒能力最好的中草藥，也用於治療各種感染，如陰道感染、真菌感染、急性腸胃炎，還能夠抗菌，例如大腸桿菌、傷寒沙門氏菌、霍亂弧菌和白色念珠菌。此外，黃連還具有保肝、降血壓、抗糖尿病、抗發炎（減少腸道通透性）、抗動脈粥樣硬化和抗腹瀉作用。

◇大蒜：冷凍乾燥的大蒜濃縮物，含有高量大蒜素（Allicin），大蒜素是一種強效天然的抗生素，幫助殺菌，維持腸道健康。它還被證明可以抗動脈粥樣硬化和降低血脂。

◇活性碳：活性碳是有效的吸附劑和吸收劑，減少腸胃道潛在有毒化學物質吸收，甚至還可以中斷再吸收，避免有毒物質從體循環，或膽汁中分泌的化學物質進入腸胃道。

02

失眠睡不好，竟是大腦退化前兆？

「歐醫師，是不是因為我吃的藥才會睡不著啊？每天晚上翻來覆去就是不能好好睡覺，好痛苦！」

我的門診病患中，有一位六十四歲的女性患者，本身罹患帕金森氏症多年，長期服藥控制，除了服用的藥物影響到睡眠之外，腦部退化也扮演了相當重要的角色。

粒線體代謝差，引起腦部發炎

這是因為大腦裡的粒線體非常多，基本上只要保護好粒線體的功能，就能維護大腦的運作，目前許多研究顯示，腦部粒線體的活躍程度與神經退化疾病有關聯性，所以有許多研究都著重在如何保護粒線體功能。

比如說，從生活飲食方面下手，由於腦部比較喜歡利用酮體作為能量來源，來增加粒線體的代謝，因此研究發現，如果攝取類生酮的飲食，例如：低碳飲食，也就是把脂肪的比例拉高，就能達到保護腦部粒線體的功能，避免退化情形發生。

「您的粒線體功能代謝不好，因此才會造成腦部發炎。」我在幫這位女士做檢測之後，發現她的粒線體功能代謝並不好，尤其是對脂肪的代謝不佳，並且發現腦部的發炎物質上升，所以我著重在調整她的粒線體功能。

首先從飲食著手，我鼓勵她多吃富含油脂的食物，並且進行低碳飲食，此外蔬菜水果也是對抗發炎的重要利器；在治療方面，使用點滴注射，除了使用增加粒線體代謝的維生素，例如B_1、B_2、B_3、B_5、硫辛酸、肉鹼之外，我也使用高劑量魚油來對抗體內的發炎。

「歐醫師，真的太謝謝你了！我最近真的有睡得比較好！」治療最後，這位女士的睡眠狀況就改善了許多，不再聽著老伴在旁邊呼呼大睡，自己卻只能看著窗外的太陽逐漸升起。

缺乏營養素，大腦陷於退化風險

近年來，大家都相當關注失智症的議題，尤其擔心大腦認知功能退化，或是大腦神經退化疾病，像是帕金森氏症、阿茲海默症、小腦退化症等疾病。

在功能醫學上，我們尤其關心病患的器官儲備功能，希望能在健康或是亞健康的階段，就阻止會破壞器官功能的影響因素，並且藉由營養來改善身體代謝平衡。

大腦退化的患者容易因為腦部神經傳導物質紊亂，會造成焦慮、憂鬱、記憶力喪失、躁鬱等情緒變化，甚至是失眠問題。神經退化疾病一定會造成失眠的問題，除了瞭解藥物會造成失眠之外，瞭解體內的粒線體功能也是相當重要的一環，才能夠提早儲存「腦本」，避免將大腦陷於退化的風險之中。

例如，猝睡症其實與粒線體能量生成有關；有些人有慢性疲倦問題，但找不到原因，有可能就是跟細胞的粒線體需要的營養素缺乏有關。根據醫學研究指出，細胞粒線體產生能量的能力與年齡相關退化性疾病，有著重大的關鍵。

在功能醫學上，我們除了透過荷爾蒙評估和營養素的補充，來預防快速老化，也很重視粒線體的功能。功能醫學有個歷史悠久的檢測，是從代謝體學的技術發展出來，藉由身體代謝營養後產生的有機酸，回推身體缺乏營養的風險，以及粒線體產生能量的能力。

由於大腦每天需要消耗身體大部分的能量，來進行思考和基本生理運轉，因此腦神經細胞的粒線體功能是否足夠，是相當重要的關鍵。而粒線體的運作，又和十幾種營養素有關，所以同時評估病患是否有相關營養缺乏的可能性，是功能醫學處理根本病根的核心概念。

現在社會精神壓力大，腦神經退化疾病和失智症的發生率增加，是大家最擔憂的問題之一。如何老得健康、老得快樂，就要從年輕時期的睡眠品質及大腦健康著手，儲備好足夠的大腦功能，才能安心享受退休生活。

關於低碳水化合物的飲食方式

低碳飲食的特點是碳水化合物較少，蛋白質含量適中，脂肪含量較高。在三大營養素的比例上做了些變化，導致身體轉換以利用酮體（通過燃燒脂肪產生），而不是葡萄糖作為身體能量的主要來源。

酮體（例如乙醯乙酸、S－羥基丁酸和丙酮）是燃燒脂肪時，在肝臟中所產生。酮體能有效運用在粒線體中產生ATP（能量）的過程中，有助於保護脆弱的神經元，避免被自由基損傷，同時增加粒線體的數量。低碳飲食和禁食狀態都具有相同的好處，就是可以增加酮體的製造，提供大腦利用。因此低碳水化合物的飲食方式，特別有助於降低癲癇、多發性硬化症（MS）、漸凍人（ALS），甚至腦腫瘤的風險。是否能夠施行低碳飲食，建議請專業人士，包括醫師以及營養師評估，請勿自行嘗試。

◆營養助眠對策

大腦的健康一直是人們日益關注的問題，當大腦裡的粒線體缺乏營養素，除了讓我們在夜晚睡不好之外，甚至讓大腦退化，造成失智症等神經退化性疾病，不僅影響到晚年的幸福與生活品質，在照顧上家人也會產生不小的負擔。

所以我們可以攝取磷脂質絲胺酸、膽鹼、肌醇、蘇糖酸鎂等營養素，延緩腦神經傳導物的下降，平衡神經傳導物，另外還可以改善認知記憶力和腦細胞溝通連結。

• 建議攝取營養素：

◊磷脂質絲胺酸：是腦部神經的主要成分之一，可活化腦中各種酵素的活性，能延緩神經傳導物減少，有助於修復、更新大腦受損細胞和清除有害物質。

◊肌醇：促進健康細胞訊號傳導、參與神經傳導物質的調節，促進情緒健康。

◊蘇糖酸鎂：能有效提高大腦鎂含量的鎂化合物，可以提高學習能力，改善工作記憶、短期和長期記憶。年紀漸長，偶爾記憶力當機或認知功能衰退，都屬於正常生理現象，但我們在日常飲食中，若能適度攝取有益大腦的營養素，就可以減緩大腦衰退的速度，讓你就算活到九十歲，腦袋還是靈光不卡卡！

03

半夜睡不著覺，都是荷爾蒙惹的禍！

「原本只有整夜睡不著，後來開始心悸、手抖，而且開始不停地冒汗。」

臻臻是一名二十五歲的上班族，一開始並不把這些症狀放在心上，以為只是失眠造成的連帶作用，沒想到狀況不只沒有改善，還越來越嚴重，甚至開始不停冒冷汗，這才打算看醫生。

腸道發炎、荷爾蒙，引起自體免疫疾病

「妳的身材從以前都是這麼瘦嗎？」臻臻瘦得感覺一陣風吹來，她就無法承受一樣。

「我從以前怎麼吃都吃不胖。」聽見她這麼回答，再加上她說的症狀，我心裡就覺得可能是甲狀腺功能亢進，安排她到醫院檢查之後，確定是自體免疫

的甲狀腺發炎，又稱「葛瑞夫氏症」。

由於目前處於急性疾病，我讓她先服用醫院開立的甲狀腺治療藥物，在整合醫學裡面，我們會試圖去尋找造成自體免疫甲狀腺疾病的根本原因，來預防下一次的發作，雖然不會每一次都找尋得到，但總是一個希望，對吧！

請臻臻填寫功能醫學問卷作為第一步，找到造成臻臻現狀的原因。在問卷當中，我發現她的腸胃道功能不是很好，並且有經期不順的狀況。我經常在臨床上發現，自體免疫疾病會跟腸胃道功能、女性荷爾蒙，以及環境毒素（例如重金屬、環境荷爾蒙）累積在身體裡面有關。

透過檢查後發現，臻臻的腸道菌叢相當紊亂，有小腸菌叢過度增生的問題，再透過慢性食物過敏原檢測，發現她對多項食物過敏，懷疑是腸漏症造成腸胃道功能差。另外，還由於女性荷爾蒙中的黃體酮不足，造成雌激素佔優勢，使得月經不順。

透過重金屬以及環境荷爾蒙的檢測發現，她體內的汞也過高，這些都有可能刺激到免疫系統，造成免疫系統失調，產生抗體攻擊甲狀腺，導致自體免疫甲狀腺發炎。

找到了造成甲狀腺發炎的可能原因之後，就要開始療程。我使用腸胃道4R幫助臻臻修復腸道、適當補充，以及調理荷爾蒙，並透過醫院的藥物治療和整合醫學調理，讓臻臻的甲狀腺狀況穩定下來。

一段時間後，困擾她許久的心悸、手抖、不停冒汗等問題，也都得到緩解，最重要的是，睡眠問題也改善了許多，終於可以好好睡上一覺了！

關於自體免疫疾病與功能醫學

原本應該對抗外來病原菌的免疫系統，沒有緣由地開始攻擊自身的正常組織，就是我們說的「自體免疫疾病」，像是攻擊甲狀腺引起「葛瑞夫氏症」或「橋本氏甲狀腺炎」、攻擊關節引起「類風濕性關節炎」、「僵直性脊椎炎」等。

從功能醫學的角度，會以「自體免疫光譜」出發，認為自體免疫疾病是長期演變而成，而非突然發生。

光譜的最下面代表「輕度發炎」。可能因為平時不正常的飲食習慣、腸胃道的消化系統問題（如胃酸逆流、便秘）、痤瘡、疲勞或憂鬱，又或者是長期接觸毒素，像是房間裡的黴菌，或是牙齒中的汞填充物等，都會造成自體免疫的發炎症狀。

一開始也許還沒有明顯的徵兆，但可能身體已經處在超級大的壓力之中，如果持續任由它繼續發炎，那麼身體的狀態就會往光譜的上面移動，症狀有可能變得更糟，甚至進一步發展成自體免疫疾病。

就「自體免疫光譜」的症狀來看，其實現代人都有一些自體免疫疾病的症狀，差別只在於程度上的不同。畢竟我們身處於工業化的社會，飲食習慣中也充斥過多加工食品，導致身體或多或少都處在慢性發炎的狀態！

不妨檢視一下身上是否有這些症狀，瞭解自己處於「自體免疫光譜」的哪個位置吧！當位在光譜的越上方，就越有較高的風險罹患自體免疫疾病，更應該要加強身體保健！

◆「自救免疫光譜」症狀追蹤（自行評估勾選）

- 頭：□頭痛 □偏頭痛 □昏倒 □睡眠障礙
- 耳：□耳朵癢 □耳朵痛 □感染 □耳朵分泌物 □嗡嗡響 □聽力喪失
- 鼻：□鼻塞 □分泌物過多 □流鼻水 □鼻涕 □鼻竇問題 □經常打噴嚏
- 眼睛：□腫脹發紅的眼瞼 □黑眼圈 □眼睛水腫 □視力模糊 □眼睛癢 □分泌物
- 嘴巴、喉嚨：□慢性咳嗽 □經常清喉嚨 □喉嚨痛 □嘴唇腫 □口腔潰瘍

- 肺臟：□胸悶 □氣喘 □支氣管炎 □呼吸急促 □呼吸困難
- 心臟：□不規則心跳 □心搏過速 □胸痛
- 心智：□腦霧 □記憶力變差 □認知障礙 □難以下決定 □口齒不清
  □學習與注意力不集中
- 消化：□噁心 □嘔吐 □腹瀉 □便祕 □腹脹 □打嗝 □排氣
  □心灼熱 □消化不良 □腸痛 □胃痙攣
- 皮膚：□痤瘡 □蕁麻疹 □濕疹 □皮膚乾燥 □掉髮 □熱潮紅
  □過度冒汗
- 情緒：□焦慮 □憂慮 □掉髮 □熱潮紅 □過度冒汗
- 能量活動：□疲勞 □昏睡 □過動 □不安
- 體重：□減重困難 □對食物渴望 □體重超重 □體重不足 □衝動進食
  □水分滯留、水腫
- 關節肌肉：□關節疼痛 □關節炎 □肌肉僵硬 □肌肉痠痛 □疼痛
  □虛弱 □疲勞
- 其它：□經常感冒 □感染 □頻尿 □尿急 □生殖器癢 □分泌物
  □肛門癢

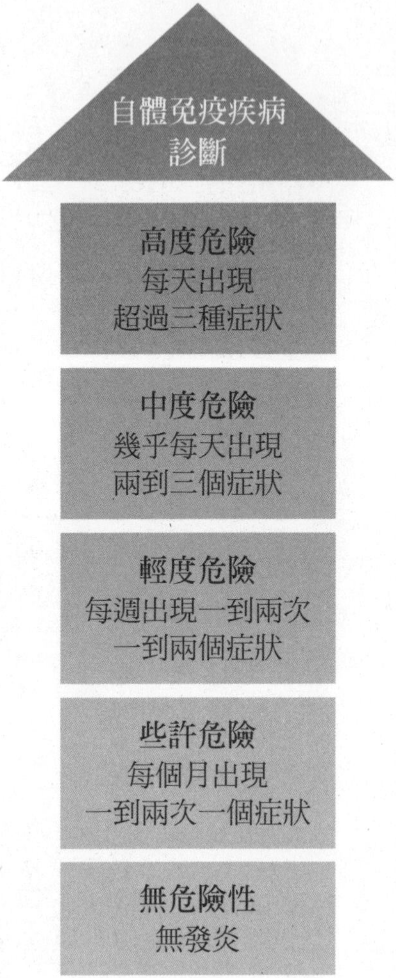
自體免疫疾病
診斷
高度危險
每天出現
超過三種症狀
中度危險
幾乎每天出現
兩到三個症狀
輕度危險
每週出現一到兩次
一到兩個症狀
些許危險
每個月出現
一到兩次一個症狀
無危險性
無發炎

▲自體免疫光譜

黃體酮下降，更年期的睡眠障礙

「唉！都已經三個月了，月經怎麼還沒來……？」曉黎看著手機裡的紀錄軟體擔憂地想著，最近她發現生理期愛來不來，有時候隔四個月才來，有時候一個月來了兩次，並且有一些熱潮紅的症狀……。

「歐醫師，我晚上翻來覆去就是睡不著，就算睡著了也會因為燥熱、盜汗，而忍不住醒過來；蓋被子熱，不蓋被子又會冷，真的快受不了了。」曉黎來到我的門診，想知道身體到底怎麼了。

「這個現象代表已經進入更年期了。」

「歐醫師，我才四十八歲欸，怎麼說都還有幾年，才會到更年期吧！」曉黎有些不敢置信。

許多人聽到女性更年期，都會想到熱潮紅是更年期常見症狀，但根據國內更年期醫學會的統計發現，睡眠障礙其實才是最常見的更年期症狀，這是因為更年期的時候，荷爾蒙開始下降，尤其是有安定腦部作用的黃體酮下降幅度最快，當黃體酮數值開始下降時，便會開始出現睡眠障礙。

失眠最常發生在更年期前後，無論男女都會有這樣的狀況發生。在功能醫學認知中，成人在三十二歲之後，黃體酮的分泌量逐漸減少，如果加上生活壓力大，需要較多皮質醇，可能會加重黃體酮不足的情形，稱為「皮質醇竊取」（Cortisol Steal）。

隨著黃體酮不足的情形越來越嚴重，與雌激素之間的比例逐漸失衡，演變成雌激素相較於黃體酮的濃度過高，形成雌激素佔優勢（Estrogen Dominance），會造成經前症候群、纖維囊腫、子宮肌瘤等問題。

荷爾蒙治療，改善睡眠障礙

對於女性來說，容易因為經前症候群造成睡眠困難，尤其是生理來潮前一週，感覺燥熱、疲倦、易怒、焦慮、憂鬱、消化不良等，也會影響到睡眠品質。

在功能醫學中，需要特別注意是否有黃體酮不足的情況。因為黃體酮在體內不但有助孕荷爾蒙的功能，同時也屬於「神經類固醇」（Neurosteroids），顧名思義，是有受體媒介的神經調節活性化合物，可以做為ＧＡＢＡ受體的有效調節劑。

ＧＡＢＡ是腦部最主要的抑制性神經傳導物，主要負責讓腦神經平靜和放鬆休息，可抑制中樞神經系統過度興奮，進而促進放鬆和消除神經緊張。當女性黃體酮降低，也會造成GABA不足的焦慮和睡眠障礙，可以藉由植物萃取的GABA和茶胺酸來加以改善。

接近更年期時，女性雌激素的分泌量減少，男性睪固酮分泌量也會減少，開始感到體力不支，肌肉容易流失，不只需要擔心骨質疏鬆問題，有時腸胃道也開始出現症狀，都很可能跟荷爾蒙不足有關，而荷爾蒙失衡也會影響到睡眠品質。

曉黎進行女性荷爾蒙檢測，果然黃體酮數值非常低，於是我提議可以做荷爾蒙治療來改善睡眠障礙。

相信許多女性朋友聽到荷爾蒙治療時，心裡會感到害怕，由於過去的一些觀念，聽到荷爾蒙治療都會跟癌症發生畫上等號。事實上，最近幾年藥物發展中，已經有許多「生物等同性荷爾蒙」的藥物，它的分子結構與體內荷爾蒙一模一樣，跟過去傳統荷爾蒙治療所使用的化學藥物比起來，安全性大幅提升。

根據更年期醫學會建議，在更年期的期間到停經後的十年之內，補充荷爾蒙都是安全的範圍，適當使用並且補充荷爾蒙、定期檢測荷爾蒙數值，找尋正確的使用方式，以及聽從專業醫師的建議，是相當重要的治療關鍵。

我幫她排除使用荷爾蒙的禁忌症（包括：肝病、原因不明的陰道出血、靜脈栓塞或肺栓塞等）之後，給予適當的生物等同性荷爾蒙治療，讓她的睡眠狀況以及更年期障礙改善了許多。

只要能夠勇敢面對更年期所造成的身體不適，正確使用荷爾蒙治療，就可以大大提升生活品質，不用在床上輾轉反側到天明！

被身體接納的荷爾蒙療法

生物等同性荷爾蒙療法（Bioidentical Hormone Replacement Therapy，簡稱ＢＨＲＴ）是指所使用的荷爾蒙與原本人體自行分泌的荷爾蒙是一樣的分子結構。

因為本來就是人體內會自行分泌的荷爾蒙（生物等同性荷爾蒙），因此對身體來說是天然的荷爾蒙，比較不會排斥，也沒有副作用和健康風險。

一般傳統的荷爾蒙治療，因為使用了跟人體分子結構不一樣的荷爾蒙（合成／人工荷爾蒙），就要注意可能帶來的副作用及健康風險。

為什麼還沒四十五歲，就出現更年期？

一般台灣女性會在四十五歲至五十五歲左右進入更年期，但每個人的體質與生活習慣不同，進入更年期的時間也會發生變化。

現代女性因為工作、生活壓力，加上日夜顛倒、不當的飲食習慣，就有可能在四十五歲之前進入更年期行列！

◆營養助眠對策

荷爾蒙是人體生理機能的調控者，荷爾蒙影響一個人的生長、發育及情緒表現，更是維持各個器官系統能夠運作的重要因素，一旦荷爾蒙失調，會使人出現各種不適，也會引發不少疾病，因此，一個人是否能身心健康，荷爾蒙有著舉足輕重的作用。

想要改善荷爾蒙失調，建議適量攝取硒、鋅、大豆異黃酮、聖潔莓、南非醉茄、GABA、茶胺酸等營養素。

• 建議攝取營養素：

◊大豆異黃酮：一種「選擇性雌激素受體調節因子」（Selective estrogen receptor modulators，簡稱 SERMs），它的活性結構與雌激素相似，可結合與競爭雌激素受體，由於其作用效價較低，因此可溫和補充更年期婦女的雌激素不足，另一方面又可以阻止過多雌激素（及其惡性代謝物）與受體結合，以降低乳癌、子宮頸癌的風險。

◊聖潔莓：此營養素能夠幫助女性體內雌激素與黃體酮，維持健康比例的天然植化素。聖潔莓本身並不具有荷爾蒙的成分，它的作用在於促進腦下垂體分泌黃體刺激素（LH），同時抑制濾泡刺激素（FSH）的分泌。

很多女性內分泌失調，是因為雌激素過多造成黃體酮不足所引起，而聖潔莓提升體內黃體酮的濃度，平衡過多的雌激素，使月經週期變得規律。

◊南非醉茄：可以支持能量產生，並促進生理及心理正常機能，具有鎮定的特性，也有助於減緩更年期的焦慮、緊張，以及睡眠障礙。

◊γ-Aminobutyric acid（簡稱ＧＡＢＡ）：它可抑制中樞神經系統過度興奮，對腦部具有安定作用，進而促進放鬆和消除神經緊張。

◊茶胺酸：促進神經釋放多巴胺等神經傳導物質，可改善情緒。此外，茶胺酸會增加大腦的α波的活性，使人處於精神放鬆狀態。

04

腎上腺功能失衡，疲勞感上升，夜不成眠！

五十六歲的阿豪最近時常半夢半醒，導致平時活力下降、工作表現不佳、性趣缺缺，以為是男性更年期到來。

直到前往診所檢查之後，才發現是男性荷爾蒙不足，便每個月開始到診所報到，打上一針男性荷爾蒙，確實變得有活力了，但睡眠狀況始終無法扭轉，往往到了打針前夕，身體就會感到異常疲累。

阿豪心裡想著：「一直這樣下去，也不是一個辦法，再出錯工作就不保啦！」於是開始尋求其他協助，最終來到我的門診。

睡不好，原來是腎上腺功能失衡

透過功能醫學問卷之後發現，阿豪除了有注意力不集中、血壓的問題外，還有消化不良、便秘、腹瀉、手腳冰冷、精神差、心律不整，甚至情緒不佳的問題出現，有時候這一類問題會被歸類到「自律神經失調」。

根據過去的觀察發現，自律神經失調與腎上腺功能失衡有一定的相關性，並且與中醫觀點「腎陰虛」以及「腎陽虛」有異曲同工之妙。於是我幫他做了腎上腺皮質醇檢測，發現腎上腺功能的確有失衡的問題。

我們知道皮質醇是用來應付困難、處理壓力，正常分泌的情況下，會讓我們提升精神、專注力。檢查結果發現，白天的皮質醇偏低，但在晚上睡眠時間的皮質醇卻異常升高，因此阿豪白天當然精神狀態不佳。

體內的皮質醇與褪黑激素是互成反比，當皮質醇上升，褪黑激素就會降低，在這樣的狀況下，他就變得很難入睡。

確認造成失眠的主要因素後，我開始幫他處理腎上腺功能失調的問題，在生活型態方面，鼓勵他多做一些運動，例如瑜珈、皮拉提斯等紓緩性運動，也可以進行正念減壓，例如冥想，此外再替他進行營養素調理。

進行完治療之後，阿豪的睡眠狀況與疲勞感大幅改善，工作表現回溫，終於不用面臨被開除的恐懼，男性荷爾蒙也回升到正常值，再也不需要荷爾蒙針劑的注射。

腎上腺皮質醇	各時間點唾液皮質醇總和或整體曲線	
	偏高	偏低
功能醫學觀點	高皮質醇	低皮質醇
主要症狀	✓ 緊張狀況／心跳加速 ✓ 體重過重／代謝異常 ✓ 體溫正常偏高 ✓ 血壓偏高 ✓ 消化不良／便秘 ✓ 經期紊亂／經血變少	✓ 注意力不集中 ✓ 血壓偏低 ✓ 消化不良／腹瀉 ✓ 手腳冰冷 ✓ 嗜睡／精神萎靡 ✓ 對糖成癮 ✓ 月經停滯／性功能障礙
中醫觀點	腎陰虛－上火虛熱	腎陽虛－胃寒怕冷
臨床表現	✓ 五心煩熱／失眠盜汗 ✓ 口乾咽燥 ✓ 足跟痛／腰膝痠軟 ✓ 遺精／女子崩漏 ✓ 舌質紅	✓ 畏寒／面色皖白 ✓ 腰膝痠冷 ✓ 小便清長／陽痿滑精 ✓ 女子帶下清冷／宮寒不孕 ✓ 舌淡苔白

※ 資料來源：「歐瀚文醫師功能醫學」粉絲頁

▲功能醫學觀點 VS. 中醫觀點

自律神經背了黑鍋？

「這是因為自律神經失調造成的！」當病患有找不到原因的疲倦、肌肉緊繃、情緒起伏時，會被醫師說是自律神經異常，其實自律神經已經背了許久的黑鍋。

在功能醫學裡面，我們會透過心跳率變異度（SDNN）評估自律神經的現況，同時做其他相關檢測，評估整體的器官功能，找到自律神經異常的根本原因。

自律神經系統主要分成「交感神經」和「副交感神經」。交感神經系統負責應付外來狀況，讓身體可以戰鬥，處理危機，而副交感神經則是負責放鬆，讓人正常睡眠，器官可以進入修復階段。

讓交感神經活性增加主要原因有：情緒緊張、長期壓力、心情沮喪、憂鬱、常熬夜加班、跨時區工作、甲狀腺功能異常、服用咖啡因飲料（茶、咖啡、可樂）、服用含類交感神經藥物（感冒藥、流鼻水藥、止咳藥）、服用減肥藥，以及內分泌腫瘤（嗜鉻性細胞瘤）等等。

如果交感神經活性過高，同時副交感神經活性過低，就會形成更大的壓力來源，身體器官無法修復，甚至影響到腦神經的健康，以及甲狀腺的功能，經常出現免疫功能失調、生理功能退化、嚴重疲倦、神經極度緊繃、無法放鬆、焦慮恐慌、憂鬱和嚴重睡眠障礙。

而造成副交感神經活性降低的主要原因有：腎上腺功能失調，使用副交感神經阻斷藥物、糖尿病、慢性腎功能不全、心血管疾病、重度憂鬱症、焦慮症，或年老等。

當然，也有其他情況可能會出現交感神經活性過低，或是副交感神經活性過高的情形，但不論是哪一種類型的自律神經失調，都要向專業醫師諮詢，找出造成自律神經失調的根本原因。

◆營養助眠對策

自律神經失調並不是單一的器官出現問題，而是整個身體系統的協調性不佳，在自律神經全面崩潰之前，想要保護自律神經可以從營養方面下手，攝取含有GABA、茶胺酸、γ－穀維素等營養素的飲食，來平衡自律神經，讓身體放鬆、紓壓，不要一直緊繃著神經，才有助於睡眠品質的提升。

・建議攝取營養素：

◊穀維素：有助於調節神經傳導物質代謝，提升副交感活性，改善睡眠品質、更年期的情緒不穩，以及幫助放鬆。

05

睡覺打呼好危險，竟會睡到沒呼吸？

許多成年人都有睡眠障礙，其中又屬中高年齡層的失眠情況最為嚴重，不僅如此，還會有各種病痛輪番找上門，甚至造成肥胖。

「發福不是因為一直喝酒、吃宵夜造成的嗎？」有時候並不是因為應酬太多，而是長期有睡眠呼吸中止症導致內分泌失調，造成肥胖，而肥胖又會增加糖尿病的風險。

越睡越累，竟是肥胖惹的禍！

「呼……。」陳先生一邊擦著汗，一邊走進診間，即便診所開了冷氣，對陳先生來說還是不夠。陳先生本身除了高血壓的病史，也有肥胖方面的問題。

「這幾年我一直睡不好，白天常常打瞌睡，家人都不敢讓我開車上路。」這幾年發現睡眠品質不太好，即便睡滿了八小時，起床後依然覺得睡不飽，除了白天精神不濟，經常打哈欠之外，甚至體力也受到了影響。

不只如此，還因為睡覺打呼太大聲，導致睡在旁邊的妻子也跟著睡不好，後來，家人實在看不下去，將陳先生帶到了醫院檢查後才發現，原來是因為睡眠呼吸中止症，讓他夜晚睡不好，甚至嚴重到晚上得佩戴呼吸器，才能夠好好入睡。

在陳先生的身上，許多疾病造成他睡眠品質差，其根源可以說是因為「肥胖」，因此，醫院的醫生告誡他：「想要睡個好覺，你就該減肥了。」

減重真的是一道相當大的課題，萬病以「肥胖」為首，不論是心血管疾病、高血壓、糖尿病、睡眠呼吸中止症，都與肥胖有關係。

減重並不是吃藥、打針、抽脂，就能夠輕鬆解決的問題，病患必須配合醫師做好全方位的體重管理，才能避免復胖。事實上，肥胖牽扯到許多層面，例如代謝問題，三大營養素（醣類、脂質、蛋白質）在體內的代謝，還有代謝所需要的營養素、荷爾蒙問題、腸胃道問題，以及生活習慣等，都是造成肥胖的因素。

代謝、腸胃道出問題，引起睡眠呼吸中止症

經過幾個月，陳先生的體重只增不減，在減肥這條路上處處碰壁的陳先生，已經考慮做切胃手術了，但在我看見他所做的問卷之後，發現不只是肥胖危機，連身體內的系統也出現了問題。

首先，他的食量並沒有很大，因此我猜想可能是代謝出現了一些問題，所以再進一步檢查器官功能，發現腸胃道功能並不是非常好，導致影響到營養素的吸收，才造成代謝出現問題。

接著，我發現他有男性荷爾蒙不足的症狀，當男性荷爾蒙不足時，身體的胰島素就會產生抗性，造成糖尿病。在過去的一些檢查報告中，可以看見膽固醇、血糖的數值都是紅字，並不是在及格的標準之內。

經由完整的身體檢查後，確定陳先生在代謝、腸胃道出現了問題。代謝方面，三大營養素的代謝都出現了偏差、男性荷爾蒙數值偏低，而基本的營養素像是微量元素、抗氧化維生素都不足；腸胃道方面，腸道菌叢失衡、腸漏症、腸道發炎等症狀，造成體內慢性發炎，讓體內胰島素產生抗性，進而造成肥胖。

既然已經知道導致肥胖的源頭，就是逐一破解的時刻！

我先改善陳先生體內的代謝開始，接著改善男性荷爾蒙、調整腸胃道，補充身體所需的營養，以減少體內的發炎，加上運動與飲食互相搭配同時進行，在短短的一年內，協助他成功瘦身，擺脫呼吸器和睡眠呼吸中止症的糾纏，迎接人生更美好的未來。

常見小症頭，竟會讓人睡夢中離開

睡眠呼吸中止症是一種睡眠障礙，指的是人在睡覺時，上呼吸道（包括鼻咽、口咽及喉部）發生反覆性的塌陷，因而堵住呼吸道造成呼吸變淺且費力，更嚴重的話，氣道還會完全被堵塞，使人吸不到空氣造成窒息，以男性、肥胖、酗酒，以及有服用安眠藥、鎮定劑的人，有較大機會罹患睡眠呼吸中止症。

其症狀是一般人習以為常的「打呼、打鼾」，這些常見的「小症頭」就可能會影響心血管、腦血管等重要的循環系統，嚴重的話還會導致心肌梗塞！所以，睡眠呼吸中止症還被稱為是「沉默的殺手」，患者無法察覺到自己的病症，若覺得睡再多仍疲憊不堪，或是枕邊人發現有異狀時，一定要盡速就醫。

多數人是因為肥胖造成呼吸道狹窄，或造成維持呼吸道通暢的肌肉張力不足而容易塌陷，也有人是因為先天下巴較小或後縮、扁桃腺或懸壅垂過大或先天顱顏缺陷，造成氣道狹小所致。

案例中的陳先生是因肥胖造成睡眠呼吸中止症，肥胖讓他的頸部過粗，使呼吸道變得狹窄，呼吸不到空氣就會醒過來，由於睡眠斷斷續續進行，使陳先生無法享有優質的睡眠，導致白天常常打瞌睡、精神不濟、無法專心，進而影響工作及日常生活品質。

有些病患會因為睡眠呼吸中止症造成的睡眠不足，使得身體免疫力下降、無法有效代謝，使心臟病和腦中風發生機率提高三倍，嚴重者甚至會有猝死的危險！

睡眠呼吸中止症，該如何改善？

一般來說，輕度阻塞性睡眠中止症，可能只需要保守治療，整理如下：

◆**減重：**對於大多數患者來說，即使體重減輕百分之十，也能減少呼吸中止的發生頻率，減重為治療呼吸中止的首要之務。

◆**避免酒精及安眠藥物：**睡前不可飲用酒類飲料，並避免在睡前使用鎮靜安眠藥物，會使呼吸道更容易在睡眠期間塌陷，並延長呼吸中止的時間。

◆**側睡：**仰躺睡覺時，較容易發生睡眠呼吸中止症，而側躺睡覺時，發生機率則會下降，因此可以使用特殊枕頭，或是輔助側睡的道具。

◆**減輕鼻塞藥物：**有鼻竇問題或鼻塞的人，應該使用鼻腔噴霧劑、呼吸貼，或是鼻塞藥物來減少打鼾，並改善氣流，使夜間呼吸更舒適。

若是保守治療無法減緩睡眠呼吸中止症，建議使用其他治療方式，例如：正壓呼吸器、口腔牙套矯正器、進行手術，整理如下：

◆ **使用正壓呼吸器**：睡覺時，使用持續性氣道正壓呼吸器，這是目前針對成人睡眠呼吸中止症的標準治療方式。

◆ **口咽整形手術**：包含懸壅腫整形手術、扁桃腺摘除手術等，針對打鼾有較明顯的效果。

◆ **口腔牙套矯正器**：可以減少打鼾及減輕睡眠呼吸中止發生的程度，少部分的患者則可以消除睡眠呼吸中止症。

有些人可能是睡眠呼吸中止症造成的肥胖，也可能是肥胖造成的睡眠呼吸中止症，所以如果平時食量不大，也不是每天都吃高熱量食物，體重卻一直直線上升，可能就是睡眠呼吸中止症造成的結果。

總而言之，造成肥胖的原因很多，例如陳先生是因為營養素代謝失調、腸胃道菌叢失衡，才造成他的肥胖，導致睡眠呼吸中止症，最終影響到了睡眠，這些都是環環相扣，若疏忽了其中一項，都不能脫離疾病的糾纏。

因此，確定自己是什麼狀況後，才有辦法對症下藥，找回健康的身體。

睡眠呼吸中止症，罹患高血壓風險高

睡眠呼吸中止症不只是讓我們沒有睡飽，有一類睡眠呼吸中止症名為阻塞型睡眠呼吸中止症（Obstructive sleep apnea，簡稱ＯＳＡ），更是引發心血管疾病的風險因子。

許多研究證實，阻塞型睡眠呼吸中止症會造成慢性病控制不良，比如罹患高血壓的機率比一般人高，相反地，有高血壓的患者，同時患有睡眠呼吸中止症的機率也很高。

這是因為阻塞型睡眠呼吸中止症，讓患者在睡眠中反覆吸不到空氣，在不斷清醒的過程中，促成交感神經活動，引發末梢血管的收縮，導致血壓在每一次呼吸之間反覆飆高。長期下來，罹患高血壓、心肌梗塞、心絞痛等心血管疾病的機率高於一般人，嚴重者更可能中風猝死！

睡眠障礙並不是等到年老罹患高血壓等心血管疾病，才開始回頭尋求解決方式，而是應該在年輕時就要引以為戒，注意平時睡眠的時間、睡眠效率，遠離失眠才是對自己的未來負責。

◆營養助眠對策

睡眠呼吸中止症可能導致肥胖，而肥胖又是心血管疾病的重要因子，因此想要調節膽固醇代謝、改善血液循環、改善心肌功能，防止血栓生成的話，就要攝取含有紅麴、魚油、輔酵素Q_{10}、瓜胺酸等營養素的食品，才能維護血管內皮功能與彈性，不再像是隨身帶著定時炸彈，不知道什麼時候才會引爆。

・建議攝取營養素：

◇紅麴：含有降脂活性物質MVA（Mevinolinic acid）及有降血壓和預防老年痴呆症的活性物質GABA（Gamma- aminobutyric acid）。

◇魚油：可以降低血管發炎反應，預防血管血栓形成，不飽和脂肪酸能降低凝血反應，避免血小板及纖維蛋白原在血管中過度凝集，形成血栓造成阻塞，讓循環功能可以順暢進行，還可以調節血脂肪膽固醇、降低三酸甘油酯。

因此，補充足夠的EPA及DHA，或是其他Omega-3脂肪酸，對於調節正常的血脂蛋白及促進健康的膽固醇代謝，至關重要。

◊輔酵素Q_{10}：Q_{10}是目前最強的脂溶性抗氧化劑之一，能防禦人體細胞的氧化損傷，包括脂質，蛋白質和DNA，保護組織細胞不受自由基攻擊損傷，包括心肌、神經系統與細胞蛋白質。

◊瓜胺酸：可在人體轉化成精胺酸和一氧化氮，有助於血管內皮放鬆，改善血管彈性。

◊法國香瓜萃取物：專利法國香瓜萃取物中含有超氧化物歧化酶（Superoxide dismutase, SOD），是體內重要的抗氧化酵素之一，能促心血管健康、減少脂質氧化，並促進一氧化氮的生成，維持血管內皮功能健康，有助於血管放鬆。同時，SOD的抗氧化能力亦能減少發炎反應。

06

一睡覺，腿就痠麻癢——不寧腿症候群

吳阿姨最近都睡不安穩，總是覺得腳癢癢、麻麻的，好像腿上有蟲子在爬，半夜爬起來想要抓，或是腳動一動，癢麻的感覺又消失了。

但是過不一會兒，同樣的感受又出現，一個晚上都會反覆爬起來好幾次，導致整夜輾轉難眠，就算睡著了還是會一直醒過來。

體內缺營養，導致不寧腿症候群

「覺得疼嗎？」、「不疼。」

「覺得癢嗎？」、「有點癢。」

「那麼麻嗎？」、「有點麻，但也沒有很麻。」

「妳得的應該是不寧腿症候群。」

經過問診後，發現阿姨之前懷孕時就曾出現這樣的問題，當時醫院診斷為「不寧腿症候群」（Restless Leg Syndrome），當時懷孕有缺鐵性貧血的問題，在補充鐵之後，改善了貧血之外，不寧腿症候群也痊癒了，有時候不寧腿症候群與缺鐵有關。

阿姨抱怨：「最近這樣的現象又出現了，所以我自己買鐵劑補充，結果都沒有什麼用。」

許多的不寧腿症候群與缺乏營養素有關，例如鐵、鎂、鈣、銅、維生素B_6、維生素B_{12}，或是葉酸等。由於這些營養素與體內多巴胺的代謝會產生關聯性，許多研究發現，不寧腿症候群與體內多巴胺降低有關係，因此目前在藥物治療上，也是使用多巴胺相關的藥物。

於是，我幫吳阿姨做了營養元素檢測，發現她體內缺少了很多營養元素，神經傳導物質檢測也發現多巴胺明顯不足，因此幫她補充體內的微量元素，以及改善多巴胺的代謝之後，不寧腿症候群的現象就消失了。

保持運動、補充營養，改善症狀

相較於歐美發生率百分之五到百分之十，不寧腿症候群在台灣發生率不到百分之二，多半出現在四十五歲以後，不過，近年來越來越多人因失眠就醫時，發現自己居然罹患了不寧腿症候群。

不寧腿症候群會嚴重影響睡眠品質，研究顯示，患此疾病約百分之九十四的人會抱怨睡不好，其中的百分之八十四・七會抱怨入睡困難，百分之八十六則是睡眠被中斷。不寧腿症候群的患者會感覺腿部有奇怪的麻癢感，情不自禁想要抽動，尤其是晚上要睡覺時睡不著，會想要起來走動。

長久下來，情緒低落甚而憂鬱症，跟其他慢性病一樣，不寧腿症候群難以根治，但並非完全無法好轉。

一般來說，「不寧腿症候群」可區分為原發性和次發性兩類：

◆**原發性**：一般是家族遺傳或是不明原因造成，通常在三十歲以前就會出現症狀。

◆**次發性**：大多由藥物、懷孕或是其他疾病所導致，比如帕金森氏症、周邊神經病變、營養素缺乏、長期洗腎等因素。

另外，研究也發現，長期過高的麩胺酸鹽和多巴胺的不平衡，導致接受器敏感度降低，使得夜間多巴胺作用不足造成的現象，或是甲狀腺功能失調也會導致多巴胺不平衡，進而導致不寧腿症候群。

目前這種病症詳細的致病原因還不清楚，但在藥物使用與調整生活方式下，大部分的「不寧腿」可以得到良好控制。

平時保持規律的運動之外，還要避免攝入刺激性食物（如咖啡、紅茶、巧克力和糖），另外膳食中過量的麩胺酸鹽（例如味精），都可能造成不寧腿症候群，因此患有不寧腿症候群的人，應避免這些造成症狀更嚴重的食物。

若是想要改善不寧腿症候群，除了找出病源，在飲食中多攝取富含B群和鐵的食物、養成運動習慣，才能有效改善睡眠，不讓憂鬱症找上門。

◆營養助眠對策

很多不寧腿症候群與缺乏營養素有關，其中以最容易缺乏的B群為最。因此，建議攝取維生素B群，對促進新陳代謝、提供能量，保護神經組織細胞等方面，頗具幫助。

- 建議攝取營養素：

◊維生素B群：維生素B群指的是維生素B_1、B_2、B_6、B_{12}、葉酸以及菸鹼酸等，能夠補充神經所需營養。一般來說，只要均衡飲食可攝取到足夠的維生素B群，但現代人不固定的三餐與經常外食，導致大多數人都缺乏Ｂ群。

維生素Ｂ群存在許多食物中，可以從瘦豬肉、動物內臟、牛奶、全穀類、葵花子、大豆及其製品、蛋、鮪魚、洋菇、花椰菜等食物中取得。

PART 3 — 營養篇

放輕鬆，關掉失眠時鐘

助眠營養門診開張，高枕無憂自療對策

俗話說：「缺什麼，就補什麼。」讓營養醫學幫我們打造安眠體質，吃出好眠力。此外，調整生活型態，練習紓壓技巧，也是相當重要的一環，亦可透過簡易呼吸法，提高深層睡眠時間，當內在念頭變少了，就容易啟動大腦飛航模式，睡個好覺！

01

打造安眠體質，讓身體放鬆的營養素建議

近年來，許多人因為工作、人際關係、感情壓力過大，使得交感神經長期處於過度活躍的狀態，導致「眾人皆睡我獨醒」的失眠情況。

失眠已經成為現代社會的「文明病」。

適當睡眠與休息是人體最重要的修復機制，長期睡眠不足，將引起其他慢性或是精神疾病的導火線，所以失眠問題不能等閒視之，一旦發現有失眠、睡不好的症狀，就得積極解決。一般人都以為失眠是神經、壓力或是疾病造成的結果，而在眾多原因中，身體內的營養元素往往最容易被忽略。

營養素不足，造成夜不能眠

現在營養補充品廣泛使用於醫療，分子矯正精

神醫學（Orthomolecular psychiatry）遵循「菲佛定律」：「對於每一種對患者有益的藥物，都有一種天然物質可以達到同樣的效果。」

在營養學領域中，希望能夠透過食物和天然的營養素，針對在臨床醫師診斷過後，確認不需要藥物治療的亞健康族群，或者是需要額外補充缺乏營養的族群，像是長期喝酒、年長、懷孕期或哺乳期的婦女，輔助藥物治療，進而減少藥物使用量，或是藥物使用時間長度。

透過支持飲食中攝取不足的營養素，可以提供合成睡眠激素的原料，來放鬆情緒、紓緩肌肉緊繃、改善神經修復、提高副交感神經活性、支持內分泌正常抗壓調節能力，進而幫助縮短入睡時間、加深睡眠品質，改善早晨精神體力。越來越多的醫學證據表明，充足的營養攝取對睡眠很重要，如果缺乏關鍵營養素，如胺基酸、鈣、鎂和維生素B群、抗氧化維生素、植化素等等，都會與睡眠問題有關。

透過功能醫學檢測，可以評估每個人失眠的根本原因和缺乏的細胞營養素，才能夠針對個人情況，設計適合的飲食和營養補充計劃，真正達到改善體質和營養狀態的目標。

營養充足就好睡，睡一個好覺！

俗話說：「缺什麼，就補什麼。」某些有助於睡眠的營養素，人體無法自行合成，就需要從外界獲取，那麼接下來就讓我們瞭解一下哪些營養素，可以讓我們睡一個好覺！

◆色胺酸

色胺酸（Tryptophan）為二十種人體所需的胺基酸之一，同時也是人體不能合成的「必需胺基酸」，因此須從食物中攝取，例如小米、牛奶、豆類等食物，就富含色胺酸，因此也被視為「天然安眠藥」，也是大腦製造血清素的原料。

血清素（Serotonin）經常被稱為「快樂荷爾蒙」，百分之九十的血清素會在腸道黏膜中產生，刺激腸道運動，少量則是在中樞神經系統生成，與人的情緒、睡眠、壓力和食慾調節有關。

血清素若充足，就能讓人放鬆、心情愉悅，並且紓緩神經活動引發睡意，透過和腎上腺素及多巴胺的交互作用，增強情緒平衡，同時也有放鬆、助眠及抗憂鬱的作用，另外也能調節飽足感及痛覺。

色胺酸能促使腦神經細胞分泌5－羥色胺酸（5-Hydroxytryptophan），在維生素B_6的催化下合成血清素，再經由甲基化和維生素D的調控，在夜間合成褪黑激素。

在這個過程中，有很多營養素都會參與，包括維生素B群、維生素C、鋅、鎂等等營養素，都是可以幫助色胺酸轉換為褪黑激素的輔酶。

「睡前就喝一杯牛奶吧！」到了晚上，因為過度亢奮而不能入眠的人，這個時候可以喝下一杯溫牛奶，也有助於睡眠喔！

◆B群

維生素B_1、B_2、B_6一起作用，可以在大腦中幫助合成血清素。

B群是我們最常缺乏的維生素之一，在治療疾病、預防疾病方面都有非常重要的作用，尤其是失眠。

除此之外，維生素B_6還能維持神經健康和情緒穩定，消除過度焦慮；維生素B_3（菸鹼酸）可以延長睡眠時間，減少失眠患者在夜間醒來的次數；而維生素B_{12}則有助於維持神經系統健康、消除煩躁和不安，幫助睡眠。另外，葉酸是色胺酸轉為血清素過程中，甲基化反應的必要營養素。

◆茶胺酸

一提到茶，就會聯想到「咖啡因」，從而認為是提神的營養素。其實，茶胺酸是茶葉中特有的胺基酸，存在於紅茶、綠茶、抹茶中，可促進神經釋放多巴胺和GABA等神經傳導物質，能助眠、減緩焦慮，被稱為是「放鬆胺基酸」。

研究顯示，補充茶胺酸能增加大腦的α波的活性，而α波是促進放鬆的腦電波。

在茶類中，以綠茶的茶胺酸含量最高。不過綠茶中也含有咖啡因，因此過量喝綠茶也可能干擾夜間的睡眠品質！若有睡眠困擾，或本身對於咖啡飲敏感者，建議傍晚過後勿喝綠茶或其他茶類，或者選擇含有茶胺酸的綠茶萃取營養補充品。

◆γ－氨基丁酸（γ－GABA）

腦部自行產生的抑制性神經傳遞物質，也存在於各種食物中，特別是在發酵食物中，能改善睡眠，調節自律神經（活化副交感神經系統）、減緩緊張、減少壓力、提高表現力。

此外還能促進生長荷爾蒙分泌、使骨骼肌肉的增強、提高免疫力，對高血壓有緩解作用。然而，飲食攝取的GABA，無法穿透過血腦障壁，所以如果需要外源性補充要選擇有特殊專利的GABA原料使用。

◆聖約翰草

聖約翰草，又叫「貫葉金絲桃」，在歐洲使用歷史悠久的草藥，主要用來調節情緒障礙，像是焦慮、憂鬱、更年期或季節性情緒失調，同時也能夠提高夜間褪黑激素，調整晝夜節律，改善睡眠。

◆γ－穀維素

γ－穀維素主要存在胚芽、糙米的米糠中。研究發現，飲食攝取或是外源性補充可以提升副交感活性，改善睡眠品質、更年期的情緒不穩，以及幫助放鬆，適合調整自律神經失調的情況。

◆西番蓮

對抗失眠與頭痛效果極佳的「天然鎮定劑」，含有豐富的類黃酮與生物鹼，用於紓緩壓力、改善失眠、鎮定神經。

研究指出，食用西番蓮萃取物能縮短入睡時間、延長睡眠時間、提高睡眠品質、調節生理時鐘，並改善生理機能。

◆**洋甘菊**

有多篇研究證實，洋甘菊對於多種健康有益，從抗發炎到傷口癒合、預防糖尿病，以及對感冒、心血管都有益處。

洋甘菊含有多樣的萜類及黃酮類物質，尤其是芹菜素（Apigenin），芹菜素與大腦中的特定受體結合，有助於抗焦慮、助眠。

◆**鎂**

鎂是天然的鎮靜劑，補充鎂能幫助穩定神經、放鬆肌肉，對於獲得良好的睡眠非常重要。

鎂能協助調節褪黑激素以及GABA受體，因而改善睡眠品質。發表於《醫學科學研究期刊》的一項雙盲臨床試驗發現，睡眠障礙、失眠的老年人連續八週補充五百毫克的鎂後，睡眠時數及效率、血液褪黑激素濃度、入睡時間等，都有明顯改善。

礦物質的吸收利用率較低，建議挑選胺基酸螯合鎂，吸收率較高，也不易造成腹瀉。

◆**鈣**

根據「國民營養健康狀況變遷調查」，國人普遍鈣質攝取不足。鈣是維持骨骼健康的重要因子，還是體內合成神經傳導物質的主要原料之一，此外，也和肌肉放鬆、情緒穩定有關。就睡眠角度來看，鈣是幫助褪黑激素生成的重要元素。所以，補充足量的鈣質，有益於骨骼肌肉、精神情緒及睡眠健康。

◆纈草

作為一種溫和的鎮定藥物，已經有數百年的歷史，用於改善失眠、神經緊張，以及頭痛等症狀，它是歐美國家最常用的天然藥草助眠劑之一。

纈草會增加體內的 γ－氨基丁酸（GABA），當GABA含量提高時，可以幫助入睡，可與其他草藥，如啤酒花、聖約翰草、西番蓮及檸檬香蜂草搭配使用，有加乘效果。

◆番紅花

番紅花是全世界最貴且稀有的香料，七十萬朵花才能萃取出一公斤的番紅花萃取物。傳統上番紅花用於鎮靜、紓壓、改善睡眠，目前有多項實驗顯示，番紅花中的番紅花素及番紅花醛能幫助提升睡眠品質。

此外，番紅花含有多種營養素，像是類胡蘿蔔素（包含番紅花酸、番紅花素、番紅花苦素、番紅花醛），以及鐵、鈣、鎂、鋅、銅、維生素B_2及精胺酸等，有助於抗發炎、抗氧化、降低壓力荷爾蒙，及調節體內血清素活性。以上這些營養素的缺乏都可能造成失眠。

三種失眠情況，該怎麼吃？

造成失眠的原因有很多，可能是壓力、旅行，或工作計劃、心理健康障礙等，不同的失眠需要不同的營養素幫忙。

我們該如何按照生活步調的變化和自覺症狀，來選擇營養素呢？以下是幾個大方向，供各位讀者的參考：

◆壓力型失眠

擔憂會使大腦在夜間活動非常活躍，從而難以入睡，長期處於壓力狀態下，還會導致腎上腺功能失衡，加重失眠的症狀，因此需要補充平衡腎上腺功能的營養素。

此時，可藉由紅景天、南非醉茄、刺五加等營養素，幫忙調節腎上腺，並搭配紓壓助眠的營養素，如茶胺酸、GABA、西番蓮，一起使用，方能緩解壓力失眠。

◆時差失序型失眠

因為輪班、工作時間不固定，或是出差，導致的時差失序問題，也會擾亂生理時鐘，造成失眠。

此種狀況則需要補充睡眠激素——褪黑激素的原料，例如色胺酸、聖約翰草、維生素B群、鋅、鎂，幫助在體內轉換成褪黑激素，有助於調節被打亂的生理時鐘。

◆緊張焦慮型失眠

因為情緒緊張焦慮而引起的失眠，要先從放鬆開始做起，可以補充能鎮定安神的茶胺酸、調節副交感神經活性的γ-穀維素，以及降低交感神經活性的GABA。

改善壞情緒，帶來好心情的的十大食物

快樂營養素包含色胺酸、酪胺酸、維生素B群、維生素C、維生素E、鈣、鎂和Omega-3脂肪酸，攝取快樂食物能影響神經傳導、增加血清素分泌，讓人精神振奮、放鬆、緩解壓力。

以下，同步彙整讓人心情變得愉悅的十大快樂食物：

一、香蕉：香蕉富含色胺酸、維生素 B_6 和鎂，色胺酸能轉化為血清素，是人體的快樂激素，幫助緩解壞情緒，讓人不易緊張焦慮。此外，香蕉中的鎂可穩定情緒、放鬆肌肉。

二、富含 Omega-3 食物：Omega-3 脂肪酸是組成大腦及神經細胞的重要成分，具有抗氧化、抗發炎及清除自由基的能力，可增加血清素分泌量，改善憂鬱，擁有好心情。常見富含 Omega-3 的食物有鯖魚、鮭魚、秋刀魚、核桃等。

三、蛋：優質蛋白質的來源，富含多種胺基酸，例如色胺酸、酪胺酸以及卵磷脂。色胺酸是製造血清素的原料，能夠穩定情緒、保持心情愉悅；酪胺酸則是多巴胺的原料，讓人變得更專注；卵磷脂則能對抗壓力、增進認知功能，強化神經傳導功能。

四、牛奶：含有豐富的鈣質及色胺酸，能夠安定神經、增加血清素分泌，情緒穩定。

五、全穀類：可以延緩血糖上升，使血糖維持平穩，保持情緒穩定，同時全穀類也富含維生素 B 群，能穩定神經、減少焦慮、憂鬱。全穀類食物包含糙米、燕麥、小米、薏仁等。

六、南瓜：含有大量的 β－胡蘿蔔素、維生素 B_6 和鐵，β－胡蘿蔔素具有抗氧化、清除自由基作用；維生素B_6有助放鬆情緒、緩解焦慮和不安；鐵是製造血紅素的必要礦物質，可以改善貧血、維持血糖的穩定，保護心血管健康。

七、深綠蔬菜：深綠色蔬菜含有豐富的葉酸，缺乏葉酸將導致血清素合成降低，引發憂鬱及精神疾病。例如菠菜、花椰菜、青江菜、蘆筍、韭菜等，都含有豐富的葉酸，尤其是菠菜。此外，綠色蔬菜還含有很多鎂，可以讓人放鬆神經、心情舒暢。

八、芭樂：當壓力大時，人體會分泌腎上腺素，大量消耗維生素C，由於維生素C參與腎上腺素的合成，又稱為「減壓營養素」，也是強效抗氧化劑。所以平時應該多吃富含維生素C的水果，如芭樂、木瓜、奇異果等，可以緩解緊張的情緒，是對抗壓力的好食物。

九、黑巧克力：可可含量百分之八十以上的黑巧克力，抗氧化作用高，可以幫助大腦釋放腦內啡，提高血清素。研究顯示，黑巧克力能預防阿茲海默症與老年癡呆症，甚至還可以刺激大腦神經產生愉悅感。

十、葵瓜子：葵瓜子含有豐富的鎂、色胺酸，以及所有堅果中最高含量的維生素E，具強力抗氧化作用，可以保護腦細胞；鎂有助於放鬆、代謝壓力荷爾蒙皮質醇，能紓緩焦慮，同時也能幫助血清素的合成，幫助我們有好心情。

除了以上的飲食與營養素調理之外，還要從生活習慣開始改善。

總體來說，當身體缺乏一定的營養素時，自然就會發出警訊，失眠可能就是在提醒我們注意身體狀況，檢查是否缺乏哪些微量元素，才能及時進行補充。不過要注意的是，維生素不能一次性攝入過多，過猶不及，可經由諮詢專業醫師及營養師的建議。

02

好夢操，呼吸冥想與運動的好夢解方

在功能醫學的臨床經驗上，除了會藉由檢測評估身體各系統功能，是否處於失衡狀態，透過營養素以及飲食的計劃外，在生活型態的調整與紓壓的生活技巧，也是相當重要的一環。

特別是針對失眠的問題，有時候在生活習慣上做一些改善，搭配功能醫學的療程，往往可以達到相輔相成，並且有加乘性成效。

身心舒眠提案，不讓腦袋亂哄哄

是否有過這樣的經驗，明明已經累得躺在床上，腦袋卻一直轉不停，想著一些今天發生哪些不順心的事情？明天的待辦事項在腦中來回盤點了好幾次，翻來覆去就是睡不著！

其實我們的心智有一個習慣，就是習慣停留在過去的事情懊惱、後悔，或者是為未來還沒有發生的事情而擔憂，就像是球桌上的乒乓球一樣，思緒總不停地在過去與未來之間來回彈跳，就是沒有停留在當下，覺察自己。

當大腦思緒停不下來時，將過多的注意力放在過去與未來，又或者放在外在的人事物，而鮮少覺察在自身，就容易引起身心不平衡，容易讓壓力慢慢積累，身體緊繃無法放鬆，進而惡化睡眠品質，令人難以入睡、淺眠、半夜醒來好幾次等情形。

因此，建議可以在晚上或睡前，做一些幫助身心放鬆的紓緩活動，把多一點的注意力帶回到自己身上，覺察片刻的當下，更能幫助入睡。舉例來說，這幾年相當流行的呼吸法、瑜珈或冥想等，都是很推薦的舒眠生活方案。

改善睡眠的五種瑜珈姿勢

瑜珈可說是當今潮流的一種時尚活動，根據美國調查發現，超過百分之五十五的人因為練習瑜珈，擁有更好的睡眠品質，而超過百分之八十五的人皆表示，瑜珈可以幫助減低壓力。

多數人以為瑜珈僅是一種運動，實際上瑜珈技術也包含了呼吸法（Pranayama）和冥想（Meditation），並非單單只有體位上的練習。

針對睡眠來說，就可以使用「五加一呼吸法」（Ujjayi Breath）搭配瑜珈的體位一起練習，每個動作專注在自己的呼吸上，讓身體更加放鬆，變得更容易入睡。

以下介紹五種能幫助紓壓入眠的瑜珈練習，初學者建議需經受證瑜珈老師指導，以避免姿勢練習錯誤而造成身體傷害。

◆金剛跪姿（Vajrasana）

此動作可以柔和地伸展腳踝與膝蓋，促進下腹部的血液循環，並可幫助餐後消化，減少身體不適和沉重感。

- 步驟一：呈現跪坐姿勢，臀部緊靠腳跟。
- 步驟二：若可以的話，盡可能將腳尖及腳背貼在地板上。
- 步驟三：雙手自然垂放於大腿，掌心朝上。
- 步驟四：維持自然的呼吸，將脊柱挺直、肩膀放輕鬆、擴胸。

這邊需要特別注意以下幾點，若臀部坐在腳跟上有難度者，可以在大腿及腳後跟間墊一塊坐墊或枕頭，減少受傷的可能性；如果本身膝蓋有問題、小腿肌肉、骨盆肌肉疼痛，或任何關節疼痛的人，在做這個動作時需謹慎；如果姿勢會影響下肢血液循環，請盡快鬆開雙腿，結束此姿勢。

無法完成動作時，也不需要過度勉強，盡自己所能就好，若因此而受傷，反而讓自己在夜晚更加睡不著覺，本末倒置了。

◆貓牛式（Cat and Cow (Viralasana)）

貓牛式是一種溫和地將脊柱前後彎曲，放鬆脊椎與頸椎、伸展軀幹的動作，同時可以按摩腹部的器官，對於正值生理期的女性來說，也能幫助緩解經痛。因為練習的過程中，姿勢有如貓與牛而稱之為「貓牛式」。

- 步驟一：雙手與雙膝放在地面上，身體呈現像桌子的形狀。
- 步驟二：手腕放在肩胛正下方，手臂打直與地板垂直；腳踝在臀部正下方，與臀部同寬。
- 步驟三：吸氣，將下巴輕輕抬起，頭向後仰，肚臍向下推，維持在這個姿勢做深呼吸。（此動作為牛式）
- 步驟四：呼氣，將下巴低往胸前，盡可能將背部拱起，此時姿勢像一隻憤怒的貓

咪，維持在這個姿勢做深呼吸，然後放鬆臀部。（此動作為貓式）

• 步驟五：注意呼吸方式為牛式吸氣，貓式呼氣，重複上述兩個步驟，連續做五到六回合。

此動作因為需使用手腕支撐身體，因此若手腕有不舒服的現象，不需勉強，可將手臂放在地上；背部或頸部受傷者，練習時需留意，若有任何疼痛，請結束此動作。

◆ **嬰兒式**（Child's Pose (Shishuasana or Balasana)）

嬰兒式可以伸展大腿和腳踝，讓背部能夠深層的放鬆，紓緩壓力與疲勞，同時也能緩解便秘。

• 步驟一：將臀部坐在後腳跟上，身體向前彎曲，並將額頭輕輕貼在地面上。
• 步驟二：雙臂平放在身體兩側，掌心朝上。
• 步驟三：在這個姿勢做幾次深長的呼吸。
• 步驟四：用手撐住地面，慢慢抬起腹部，一節一節的展開脊椎，然後坐在腳跟上

若以上動作能夠輕鬆完成，便可以練習嬰兒式的進階動作：

◊手臂可向前伸展，讓脊椎更加伸展放鬆。

◊若要加強臀部的伸展，可將膝蓋打開，與瑜珈墊同寬，腳大拇指互相接觸。

若做此姿勢有不舒服現象，可以將雙手輕輕握拳，墊在額頭下；懷孕或腹瀉者先避免此動作，以免受傷。

◆壓腿排氣式（Wind-Relieving Pose（Pavanamuktasana））

當代科學將腸道視為人體的第二大腦；在印度傳統中，認為一個人的大腦與腹部健康就是富有的人，也就是說，擁有穩定而平靜的心智狀態，腸胃也沒有任何不適，是維持健康與內在安詳的重要關鍵。

- 步驟一：平躺在地上，雙腳抬起膝蓋彎曲，雙手抱住膝蓋，將腿壓向腹部。
- 步驟二：慢慢吸氣並將上半身抬起，維持在這個姿勢，做幾次深長的呼吸。
- 步驟三：前後搖晃或左右滾動身體，約一分鐘。
- 步驟四：最後一次時，身體向後滾動，緩緩躺下來，伸展手臂和腿。

壓腿排氣式可以按摩腸道與腹部器官，幫助緩解便秘與脹氣，同時可以加強背部與腹部肌肉，促進寬關節血液循環，緩解下背部的緊繃。但高血壓、心臟疾病、胃酸逆流、椎間盤突出、頸椎問題、懷孕者練習此動作時需謹慎，或者避開此動作。

◆ **雙腳靠牆倒立式**（Legs Up The Wall (Viparita Karani)）

此動作可以幫助腿部的血液與淋巴循環，減少腳部痠痛，提供深層放鬆並紓緩背部，透過減輕重量緩解膝蓋不適。正值經期、懷孕、高血壓者，在做此動作時需謹慎，或者避開此動作。

- 步驟一：將雙腿伸直向上靠牆。
- 步驟二：試著將尾骨靠近牆壁底部，雙腿靠在牆上。
- 步驟三：若在此姿勢感到不適，可抬起臀部，並將枕墊放在臀部下方。
- 步驟四：放鬆臉部和頸部，雙手放在腹部或身體兩側。
- 步驟五：閉上眼睛並深長的呼吸，放鬆身體的每一部分。
- 步驟六：保持該姿勢最多十五分鐘。
- 步驟七：輕輕彎曲膝蓋，並將身體推離牆壁。
- 步驟八：轉向右側並側躺，再緩慢坐起，或直接入睡。

03

失眠的人有救了！兩大呼吸法開啟飛航模式

呼吸法的梵文為「pranayama」，由Prana（生命的力量）與Ayama（延展、擴大之意）兩字組成，指的是擴展生命能量，延長氣在體內運行時間的技術，呼吸法也是瑜珈的重要元素之一。

簡單呼吸法，找回睡眠的幸福感

古代的瑜珈士在深度冥想的過程中，發現呼吸與心靈有很強大的連結。近幾年科學研究的發展，已經證實隨著人的不同情緒變化，也會改變我們呼吸的頻率。

試想，當我們處於心情焦慮、緊張狀態的時候，呼吸的節奏其實是較為短促而淺的模式，當自己意識到情緒的緊繃時，通常身邊的人會提醒你要「深呼吸」，正是因為深長而緩慢的呼吸，可以幫助放鬆、穩定內在。

在前面的章節中亦有提及情緒與壓力都可能是造成失眠的幫兇，藉由呼吸法的練習，可以幫助緩解壓力，轉換情緒，當身心放鬆了，入睡也會變得相對容易。

我們常聽到一個人壓力過大，長時間下來容易引起自律神經失調。自律神經負責調控多種生理機能的運作，像是呼吸、心跳、腸胃道蠕動、血管收縮與舒張、腺體分泌等，而其中呼吸又可以透過我們的意識來調控，因此可以藉由練習特定的呼吸模式改變自律神經的平衡，進一步放鬆身心靈，而達到幫助改善的益處。

呼吸法的種類有很多，而能幫助改善睡眠品質的呼吸法，則是推薦「五加一呼吸法」（Ujjayi Breath）與「淨化呼吸法」（Sudarshan Kriya）。

五加一呼吸是一種將喉嚨後部收縮的呼吸法，也可以搭配瑜珈體位法一起練習；淨化呼吸法則是包含不同呼吸節奏模式循環的技術。

研究發現，練習淨化呼吸法可顯著提高練習者的深層睡眠時間，是未練習淨化呼吸法者的三倍。

除此之外，研究亦發現在完成淨化呼吸法課程學習後，受試者每天在家練習，並每週參加後續課程練習，原本焦慮的程度降低了百分之四十四，同時綜合評估心理症狀的分數也降低百分之四十五，包含憂鬱、恐懼症、敵意等指標，並且能夠提升專注力、免疫力、自我覺察能力與幸福感！

學會呼吸，讓你好好睡

五加一呼吸是一種在呼吸時會收縮喉嚨後部的呼吸技術，在呼吸時會有類似海浪的聲音，因此五加一呼吸又稱為「海洋呼吸」（Ocean Breath），可於睡前平躺於床上時練習，也可以在練習瑜珈時搭配五加一呼吸，讓身體更加放鬆。

鼻子吸氣與吐氣，嘴巴輕輕閉著，喉嚨後部收縮的感覺，有點類似低聲說話的感覺，呼吸時會有類似海浪的聲音。

試著將呼吸的頻率變得深長而緩慢，讓空氣到達肺部的所有細胞。對於初學者來說，五加一呼氣會比吸氣來得容易，所以也可以從五加一呼氣練習開始。

當要準備睡覺時，可以舒適地平躺在床上，先做幾次的深呼吸放鬆身體，再開始使用五加一呼吸，慢慢吸氣數四拍，再慢慢吐氣數四至六拍，盡可能讓呼吸是輕柔而緩慢。

此時，將注意力帶到自己的呼吸上，如果不知不覺開始有了思緒是很正常的事，特別是對於初學者來說，只要自己有覺察到這點，再把注意力不費力地帶回呼吸上即可。

你將會發現隨著練習的次數增加，越來越加熟練之後，思緒就不會像個小猴子一樣跳來跳去，可以更輕易地專注在呼吸上，當雜念變少了，就更容易啟動大腦飛航模式，好入睡！

身體輕盈，自然好睡

冥想已經是全世界風靡的時尚潮流活動，許多資料都提到，冥想可以幫助我們度過更美好的一天！

冥想能透過提升我們在生理與心智的能量，賦予我們有更大的動力，以及保持平靜的狀態，去面對一天之中的挑戰。然而冥想不僅只能幫助我們能夠在白天時精力充沛、提升能量，對於渴望能好好睡一覺的人來說，也許可以透過冥想來幫助自己入睡！

研究指出，冥想可以幫助改善失眠，對於沒有睡眠問題的人，也可以幫助改善睡眠品質，擁有更長的睡眠時間。而冥想之所以能夠幫助改善睡眠，主要是可以減輕壓力，降低皮質醇與壓力荷爾蒙的分泌，當身體放鬆了，體內發炎、氧化壓力的反應也會減少，身體變輕盈了，自然也就好睡。

每天冥想十分鐘，遠離焦慮與失眠

冥想的種類有很多種，像是引導式冥想（Guided Meditation）、正念冥想（Mindfulness Meditation）、特音冥想（Mantra-based Meditation）的三摩地靜心（Sahaj Samadhi），這些技術都有助於睡眠品質的提升。

◆引導式冥想（Guided Meditation）

如果過去沒有學習或練習過冥想的人，那麼引導式冥想是初學者最推薦的冥想練習，可以透過指導者或音檔的引導，進行冥想練習。

引導式冥想有很多種類，像是針對情緒、壓力、睡眠等主題，有些是透過掃描身體，或是透過意象方式來練習冥想，可以依照每個人不同的需求或喜好來做練習。

在睡前運用引導式冥想，可以幫助放鬆與睡眠，而針對睡眠來說，最常使用的引導冥想為——睡眠瑜珈（Yoga Nidra）。

睡眠瑜珈是一種古老的瑜珈技術，是一種引導式靜心，引導我們不費力地去覺察身體的每一個部位。

睡眠瑜珈的目的並非真的幫助入睡，而是一種讓你進入深層放鬆與深層意識狀態的瑜珈，透過掃描身體的技術，讓二十分鐘的練習有如兩小時的睡眠，一般來說會在瑜珈課程的最後做睡眠瑜珈的練習，同時也能幫助緩解瑜珈體位練習的痠痛和不適感。

在做睡眠瑜珈，首先選擇一個安靜、不被打擾的空間，並將室內燈光調暗或關燈，在開始練習睡眠瑜珈前，可以先做些簡單的伸展或瑜珈練習。

練習睡眠瑜珈後，會令人有種好好睡了一覺，又恢復活力的感覺。如果身體是處於很疲憊或緊繃的狀態下，睡眠瑜珈確實能夠幫助入睡。

◆睡眠瑜珈練習步驟：

- 步驟一：全程以瑜珈大休息的平躺姿勢練習，平躺於瑜珈墊上或床墊上。手臂放在身體的兩側，掌心朝上；雙腿平放，腳跟與臀部同寬。
- 步驟二：將雙眼輕輕閉上，不需費力地連續做幾次深呼吸，讓自己跟隨著呼吸越來越放鬆。
- 步驟三：首先，將注意力帶到右腳，慢慢地放鬆你的右腳，接著右膝蓋、右大腿、右臀部。帶著覺知放鬆右腳的每個部位，接著將意識帶到整隻右腳，並且完全放鬆。深吸一口氣，呼出來。

- 步驟四：將注意力帶到左腳，重複上述的放鬆步驟。
- 步驟五：將意識帶到身體的各個部位，依序放鬆：生殖器、腹部、胃部、胸部、背部、右肩、右手臂、左肩、左手臂、頸部、臉部、頭部，最後是整個身體。
- 步驟六：深吸一口氣，呼出來。覺察身體的感覺與感受，讓所有的壓力從身體散去，放鬆整個身體。
- 步驟七：休息幾分鐘後，將注意力帶到自己的身體，與周遭的環境。輕輕地將身體轉向右側，維持側躺的姿勢，繼續休息片刻。
- 步驟八：將身體慢慢坐起來，維持坐姿，繼續保持閉眼狀態。做幾次深呼吸，當覺得準備好的時候，慢慢地張開雙眼。

◆正念冥想（Mindfulness Meditation）

正念是一種練習，也是一種存在的狀態，即在當下保持開放，並且停止批判和覺察。正念的練習需要一點努力，而正念狀態是有效的冥想練習之結果。研究指出，正念冥想有助於釋放白天的壓力和緊張的情緒，可以為睡個好覺預先做好準備。

◆**特音冥想（Mantra-based Meditation）**

一九六〇年代末至一九七〇年代初，因著披頭四樂團開始練習超覺冥想（Transcendental Meditation）的光環，造成西方國家第一次開始流行特音冥想。（超覺冥想是特音冥想的一種）

三摩地靜心（Sahaj Samadhi）也是一種特音冥想，在梵文中的 Sahaj 是指「毫不費力」，而 Samadhi 則是指「非常深層的冥想狀態」，這種冥想技術的好處是經專業老師指導後，透過自行規律練習能較不費力地達到內心深層的平靜，當內心的雜音減少了，自然可以改善睡眠問題。

以上簡單介紹三種常見的冥想類別，值得一提的是，身體的晝夜節律也跟內分泌有關，尤其是松果體所分泌的褪黑激素，褪黑激素主要在夜間釋放，提醒身體該進入睡眠的狀態，研究發現長期冥想練習，可以幫助增加夜間褪黑激素的分泌。

儘管如此，但如果只是偶爾練習一次冥想，跟沒有冥想的人相比，練習當晚的褪黑激素分泌並不會特別增加，因此冥想練習的重點還是要規律並持續的執行，方能看出實際的效益。

晚上運動有助於改善睡眠嗎？

失眠的問題，多數來自於壓力沒有得到很好的釋放，長期累積下來，導致身體緊繃、內分泌紊亂、身心失衡等。

面對壓力的釋放，很多人可能會選擇透過運動來幫助紓壓，運動雖然可以幫助釋放壓力，但運動時間若是離睡眠時間太近，或者運動強度太高，即便有紓壓的效果，也可能讓人難以入眠，這種狀況即便是平常沒有睡眠障礙的人，也有可能會發生！

根據研究指出，如果要在夜間運動，至少要在睡前一到一．五小時左右完成運動，同時夜間運動盡量選擇輕度或是中強度的運動，以最大心率的百分之七十五進行兩次二十分鐘的運動，或一次三十到四十分鐘的運動，避免過度激烈的運動。

像是瑜珈伸展、散步、游泳、飛輪，或跑步機等等，都是夜間運動比較好的選擇。如果想要感受運動帶給身體的益處，以及幫助睡眠品質，建議每週可以運動四次，至少要維持四至六週，在下午或晚上，建議大約下午一點到七點進行運動。

04

實用輔助小工具，打造好眠空間

熬夜是現代人的通病，不論是自願，還是被迫，習慣當夜貓子的人們，很難調整到絕佳的生理時鐘，面對睡覺這件事，經常有心而無力。

每天晚上都失眠，過了十二點還異常興奮，第二天一早還要拖著疲倦的身子上班，長久以往下去，整個人的精神狀態肉眼可見地變差，生活品質也直線下降。

臥室助眠攻略，好睡眠不請自來

當我們嘗試了網路上許多方式都無法入睡，難道還是得吃安眠藥，才可以助眠嗎？

其實，造成失眠的原因，除了疾病、體內缺乏營養素、內心有太多掛慮的事情，還有就是臥室環境也會影響到睡眠品質。以下整理幾點，同步提供讀者參考可以讓睡眠環境更加舒適的方法：

◆適合的燈光

光線的刺激會干擾褪黑激素的分泌，很多人習慣睡覺前才關燈，研究顯示到了夜晚還燈火通明，會大幅減少褪黑激素的分泌，因此建議在睡覺前一小時至一個半小時，就避免觀看任何藍光螢幕，包含手機、平板、電腦、電視等。

若是真的無法避免，也建議使用抗藍光眼鏡或濾鏡，減少長時間暴露在人造光源之下，同時也要盡量降低室內燈光亮度。臥室也建議加裝遮光窗簾，以避免室光線干擾睡眠。

◆寢飾

舒適的寢室可以助人一覺好眠，光是枕頭、被子、床墊的挑選，都各有學問。

枕頭不僅是用來支撐頭部，也支撐頸部，枕頭太高或太低都不好，讓頸部避免騰空才是最適宜的枕頭高度。

床墊的挑選，要注意軟硬適中，太軟會讓腰部沒有支撐，太硬又會讓身體凸出的部位不適。棉被則是要注意保暖，避免深夜體溫下降而著涼。另外，寢室定期清潔、除蟎，也是相當重要的一環。

◆**溫度**

太冷或太熱都會令人睡不好，太熱會令人感到煩躁，太冷則易讓手腳冰冷，而難以入睡。

室內溫度可以利用變頻空調，盡量維持在固定範圍，例如炎熱的夏天可將室溫設定在二十六至二十八度，並盡量避免冷氣開開關關，導致深夜環境溫度變化而醒過來。

◆**溼度**

台灣一年的天氣有不小比例是屬於高溫潮濕的狀態，一般室內溼度建議在百分之六十五至七十左右，若溼度過高，容易引起床鋪黴菌和塵蟎滋生，對於有過敏體質者，就容易因為皮膚搔癢不適、鼻子過敏的問題，干擾睡眠。

八招生活小技巧，趕走失眠焦慮

臥室作為家裡最私密的空間，不僅是生活品質的體現，也影響著睡眠品質。

想要擁有更好的睡眠，不妨試試以下醞釀睡眠氣氛的輔助小工具與技巧，打造專屬的「好眠空間」，讓我們可以放鬆地躺在床上醞釀睡意。

◆**洗個熱水澡：**研究顯示，睡前一個半小時洗澡，可以將入睡所需的時間縮短十分鐘。

◆**寫日記：**透過書寫是很好抒發心情的一種方式，可以幫助減輕壓力，同時也是與自己對話的專屬時光。

◆**芳香療法：**芳香療法可以將精油以泡澡、擴香，或是按摩的方式使用，幫助紓壓放鬆、鎮靜安神、減輕焦慮感，像是薰衣草、乳香、馬鬱蘭、雪松、橙花等味道都是常見的選擇。需特別注意的是精油為高濃縮提煉，挑選產品時要特別留意產品品質，避免環境毒素汙染。

◆**列待辦事項清單：**事情永遠不會有做完的一天，有時躺在床上時，大腦還是會不停思考，還有哪些事情要做？如何安排？深怕隔天會遺漏事情，這時就很適合在睡前把所有待辦事項列出來，不怕隔天醒來全忘光，也可以安心入睡！

◆**個人衛生盥洗：**個人盥洗應列入每天日常的一部分，像是牙線潔牙、刷牙、洗臉等。

◆**呼吸法／冥想／瑜珈：**前面章節介紹過的呼吸法、瑜珈、冥想都能助於睡眠，睡前適合利用十至二十分鐘的時間練習，放鬆身心，增加快速入眠的機率。

◆**更換睡衣：**為自己準備一套布料柔軟、合身的睡衣，在睡前換上睡衣可以提醒身體該準備睡覺了！

◆**感恩練習：**每晚睡前回顧一整天當中發生了哪些事情，挑出三件事情當中令你覺得感恩、開心的事情，若可以也能手寫記錄下來！

高枕無憂，打造自己的睡眠儀式

前面提供不少有關幫助睡眠的生活技巧，這些技巧的重點，是每個人都該打造自己專屬的「睡眠儀式」！

這個概念像是規定自己每天睡前的半小時到一小時的時間，要先放下手邊的任何事情，預備進入睡眠的時間，就要按照自己所設定的「助眠流程」前進，就像是一種儀式感，這個時間就是要讓自己和身體做好睡眠的準備，同時也是讓自己在忙碌一天之餘，能夠撥出一點時間來關愛自己，向自己致敬。

每天持續執行重複的睡眠儀式，能夠帶來更舒適的睡眠品質，也許最一開始可能效果不會很顯著，但只要多一點耐心持續練習，就能逐漸感受儀式感帶來的美好體驗！

大部分的人習慣設定早上起床的鬧鐘，以避免睡過頭，但實際上更多人有的問題是「晚睡拖延症」，現代人過於忙碌，或是常常滑手機就忘記了時間。

自己偷掉了自己的睡眠時間，每天白天起床都告訴自己要早點睡，但到了晚上就忘記，日復一日造成睡眠不足。因此，建議有「晚睡拖延症」的人可以給自己一個目標，要求自己每天固定時間要上床就寢，並往前推半小時的時間，設定鬧鐘，當鬧鐘響了之後，就開始進行每日的睡眠儀式。

睡眠儀式的流程，沒有一定的標準，只要是個人喜歡且願意嘗試練習執行，同時避免過於激烈的活動即可。

讀者可以參考本書提及的生活助眠小技巧、呼吸法、瑜珈、冥想等，從當中挑選三到四個感興趣的方法，為自己設計每日專屬睡眠儀式。

睡眠儀式所需要的時間，端看每個人的需求，建議每天至少可以撥個半小時，讓自己與自己好好地相處，以下舉一個睡眠儀式參考範例：

睡眠儀式參考範例

◊預計就寢時間：晚上十一點

◊執行睡眠儀式時間：晚上十點半到十一點

十點半～十點三十五分	放下手邊任何事，列出明日的待辦事項
十點三十五分～十點四十分	感恩練習，回顧一天當中的三件好事
十點四十分～十點五十五分	瑜珈伸展練習
十點五十五分～十一點	平躺於床上，練習五加一呼吸法

附錄一　「好睡量表」自我日常檢測

功能醫學睡眠品質量表

（本表參考自美國功能醫學協會）

睡眠對於骨骼肌肉的修復，健康的免疫系統、情緒、認知和大腦功能，以及其他生理功能非常重要，因此，請精確且完整地填寫下列問題，可以藉此測量是否獲得足夠的睡眠，並制定可以改善睡眠的策略。

睡眠障礙：

1、覺得自己有睡眠障礙，或曾被診斷出睡眠障礙。

請描述具體情況：＿＿＿＿＿＿

2、覺得早上睡醒，卻沒有休息到的感覺。□是　□否

3、在一天當中會覺得睏倦，時間點：＿＿＿＿＿＿

4、起床後還是睏倦，請描述如何處理：＿＿＿＿＿＿

5、曾經在工作或在家時，因為睏倦而發生意外。請描述當時情況：＿＿＿＿＿＿

＿＿＿＿＿＿＿＿＿＿＿＿

6、會睡午覺，請描述是在什麼時間點、睡多久：

睡完午覺後，覺得休息足夠嗎？□是 □否

失眠：

7、躺在床上，通常多久可以入眠？回答：

8、曾經半夜感覺異常地無法入睡？□是 □否

9、曾經做過唾液腎上腺素檢測，請描述夜晚濃度：

10、曾經使用過安眠藥，請描述使用過哪種藥、使用頻率並描述有無效果？

安眠藥物	過去使用	現在使用	劑量	有無效果
安必恩（Ambien/Zolpidem）				是／否
贊你眠（Sonata/Zaleplon）				是／否
煩寧（Valium/Diazepam）				是／否
樂耐平（Ativan/Lorazepam）				是／否
泰樂諾（Tylenol PM）				是／否
苯海拉明（Benadryl）				是／否
鈣／鎂（Calcium/Magnesium）				是／否
纈草（Valerian）				是／否
卡瓦胡椒（Kava）				是／否
褪黑激素（Melatonin）				是／否
左旋色胺酸（L-Tryptophan）				是／否
其他 ＿＿＿＿＿				是／否

11、會在半夜醒來，請描述頻率和原因：＿＿＿＿

12、醒來後無法再入睡，請描述重新入睡所需時間：＿＿＿＿

13、半夜會需要一直移動雙腿而一直醒來，或是曾經被診斷出不寧腿症候群。

14、半夜會做不安的夢？□是 □否

15、請描述現在有使用的其他藥物及用藥時間點：＿＿＿＿

咖啡因或其他刺激物：

16、請填寫下列食物攝取量、頻率及時間點。

食物	攝取量	每天頻率	一天中的時間點
咖啡			
含咖啡因水或飲料（可樂、七喜、提神飲料）			
綠茶			
紅茶			
其他茶＿＿＿＿			
巧克力			

咖啡冰淇淋			
假麻黃及其他OTC感冒藥			
酒精			

壓力與減壓：

17、過去幾個月有經歷過哪些類型的壓力？＿＿＿＿

18、請描述如何管理壓力？＿＿＿＿

19、有在做有氧運動：類型、頻率和時間點：＿＿＿＿

睡眠衛生：

20、通常幾點睡覺？＿＿＿＿

21、通常幾點起床？＿＿＿＿

22、每天躺在床上多少小時？其中多少小時入睡？＿＿＿＿

23、是否覺得自己太晚睡覺？請描述理想的時間點：＿＿＿＿

24、會在夜晚看電視，請描述時間點：＿＿＿＿

電視在臥室，還是客廳？＿＿＿＿

25、在週末或休假日，會改變睡眠作息嗎？□是 □否

26、是否有幼童會打斷睡眠？□是 □否

臥室、呼吸和環境：

27、臥室的空氣乾淨或髒？＿＿＿＿

28、臥室常有異常氣味，請描述：＿＿＿＿

29、夜裡會打鼾、呼吸中止或呼吸困難？□是 □否

30、有使用止鼾鼻貼？□有效 □沒效

31、臥室有地毯或是木板地板？

家裡有多少房間有用地毯，地毯使用多久時間？＿＿＿＿

32、家裡使用□暖器 □空調 □地暖，多久更換一次濾網？＿＿＿＿

33、曾經在窗戶邊或是地下室，看到黑色黴菌？□是 □否

34、臥室有HEPA空氣清淨機，請描述品牌及每天使用時間？＿＿＿＿

35、使用哪種吸塵器，是否有HEPA濾網？＿＿＿＿

多久清理臥室灰塵一次？＿＿＿＿

36、和寵物一起睡，寵物會打鼾或移動，而打擾到睡眠？□是 □否

37、睡覺時旁邊會有人會打鼾、夜裡翻動，或打擾入睡過程？□是 □否

38、住在吵雜的大街上？□是 □否

39、會被噪音吵醒？請描述噪音：

40、夜裡在床上睡覺覺得不安全，請描述：

床鋪、枕頭和疼痛：

41、請描述床鋪種類、尺寸：

42、覺得哪種枕頭最舒適，或是哪種最不適合？

43、使用抱枕的數量及如何使用？

44、會因為疼痛而醒來，請寫出時間點及疼痛位置：

附錄二 好夢，晚安！——7日安眠營養三餐提案

「我要吃什麼，才會比較好睡？」成就一場好眠的背後，牽涉到許多複雜的因素，其中包含了環境光線、身體內在功能的平衡、心理壓力、飲食營養等，因此經常有許多人這麼詢問營養師。

實際上，改善睡眠的飲食重點，其實就是老生常談的「均衡飲食」，因為能夠幫助睡眠的營養素有太多種類了，實在是很難指出光吃哪些特定單一的食物，就能幫助改善睡眠。

飲食對於身體改善的好處，具有長期效益，需要時間進行，不像藥物可以立即觀察到症狀，帶來明顯的改變。當我們長期執行飲食調整計劃，就會慢慢發現飲食不只是改善睡眠，甚至其他方面的問題也陸續得到改善。

因此，在執行飲食調整計劃的過程中，可以專注在飲食的選擇與習慣的養成，覺察身體與食物的連結，為自己設定小目標，一步步養成健康飲食的好習慣！

核心飲食為基礎，歸納好眠飲食重點

談到飲食的規劃，本附錄提供一週七日的「安眠飲食」食譜，主要是以功能醫學的核心飲食（Core Food Plan）為基礎，並從食物中增加攝取助眠、抗發炎的營養素，像是色胺酸、鈣、鎂、Omega-3 脂肪酸等，以下歸納「好眠飲食」重點：

一、全食物為主要的來源

以植物為主的全食物，確保可以攝取足夠的纖維和植化素。澱粉選擇複合型澱粉，像是燕麥含有色胺酸，以及豐富的維生素 B 群，維生素 B 群能幫助色胺酸轉化為血清素，有助於睡眠。

針對蛋奶素和純素，或是運動員，具有增重減重、血壓控制等特殊需求，可諮詢營養師做個別飲食規劃，若有慢性食物過敏者應排除過敏食物項目，因為慢性食物過敏的反應，可能會讓你身體產生一些不適感，像是腹脹、皮膚搔癢的症狀，而讓夜間無法好好入睡。

二、多樣攝取各類蔬菜水果

以植物性飲食為主，植物性食物中含有數以千計的化合物，可以傳遞訊息給人體細胞，並改變身體的生理機能，其中還有許多化合物尚未被完整地研究和分類。

目前已知數量約有一萬種，我們平常可能只吃到很少的量，但對我們的身體有巨大影響，每天至少要吃六種不同顏色的植物性食物（紅、橘、黃、綠、藍、白）。

以下試著舉例，奇異果富含維生素C、維生素K、葉酸和鉀、多種微量礦物質、血清素和類胡蘿蔔素，有益於消化系統健康、減少發炎、降低膽固醇和幫助入睡。

根據研究，睡前食用奇異果，入睡的速度比睡前不吃任何東西時，快上百分之四十二，總睡眠時間增加百分之十三。研究還發現，葡萄有益睡眠，因為葡萄中含有促進睡眠的褪黑激素。褪黑激素可以幫助調節睡眠週期，有助睡眠；香蕉則富含鉀和鎂，能幫助肌肉放鬆。

另外，鎂對失眠老年人的睡眠品質產生正面影響，提升睡眠效率，以及延長睡眠時間。此外，香蕉還含有色胺酸，它是鎮靜和調節睡眠的血清素和褪黑激素的前驅物。菠菜含有色胺酸、葉酸、鎂、維生素B_6和維生素C，這些都是合成血清素的關鍵原料及輔因子。

三、攝取足夠優質蛋白質／色胺酸

人體分泌的褪黑激素為天然荷爾蒙，其製造的原料為色胺酸，像是雞肉、牛奶、鮭魚、豆製品、雞蛋等蛋白質類食物，都是色胺酸的重要來源。

蛋白質的選擇建議以草飼、放牧的畜禽類為佳，這樣優質純淨的蛋白質和穀飼、籠養的畜禽相比，不僅能降低毒素攝取，也能增加 Omega-3 脂肪酸的攝取。

四、均衡攝取好的脂肪

本書從整合醫學、各個角度切入，探討各種失眠的可能性，其中減少身體發炎也是重要的關鍵，而透由飲食減少發炎，首重的就是平衡脂肪的攝取。

舉凡像是避免反式脂肪、減少攝取飽和脂肪，和含有 Omega-6 脂肪酸的動物來源脂肪，增加富含 Omega-3 脂肪酸的魚類和植物的攝取。

富含脂肪的魚類，如鮭魚、鮪魚和鯖魚，這些魚類富含維生素 D 及 Omega-3 脂肪酸，可提高睡眠品質，皆已被證明可以增加血清素的產生。

五、夜間避免含咖啡因及含糖飲料

咖啡因有助於白天的提神，但攝取過量或時間不對，便會干擾夜間的睡眠品質。

一般來說，人體大約需要六小時代謝咖啡因，建議入夜之後，就不要再喝咖啡，或是任何含咖啡因的食物，像是可樂或巧克力，而一些對於咖啡因很敏感或代謝差的人，則是建議盡量避免任何含咖啡因的食物。

亦有研究指出，含糖飲料會影響睡眠品質，若有喝飲料習慣者，建議盡量選擇無糖或微糖，以避免干擾夜間的睡眠品質。

六、適量飲酒

很多人會以為飲酒可以幫助睡眠，實際研究發現酒類確實可以幫助入睡，但也會影響入睡之後的睡眠品質，讓夜間醒來的次數增加。

因此，若是本身已有睡眠障礙的人，建議避免睡前喝酒，而且盡量在睡前四小時以內不碰酒精。

七、睡前三小時不再用餐

若是用餐時間接近睡覺時間，可能會讓夜間睡眠品質不好。

過去曾有研究，針對十八到二十九歲的年輕族群做調查，發現若在睡前三小時內有用餐，則夜間醒來的頻率會比未用餐者多。因此，建議最後一餐時間，盡量距離睡覺至少三小時。

然而，睡前適量的小點心，則有助於睡眠，像是牛奶、無糖優格、低溫烘焙無調味堅果、香蕉等，能夠提供幫助睡眠的色胺酸、維生素、鎂、鈣等營養素。

七日安眠飲食食譜

簡單的作法，可以幫助安眠的飲食建議：

	早餐	午餐	晚餐
Day 1	豆漿燕麥飲 苜蓿芽海苔手捲一份	糙米飯一碗 香檸迷迭煎鮭魚 青花菜 冬瓜蛤蜊湯一碗 奇異果一顆	糙米飯一碗 薑汁燒肉 空心菜 海芽蛋花湯一碗 櫻桃九顆
Day 2	全麥DHA鮪魚蛋餅一份 芭樂半顆	糙米飯一碗 茄汁豆皮一片 吻仔魚蒸蛋 蔬菜湯一碗 香蕉一根	紅藜飯一碗 蒲燒秋刀魚半條 蒜香炒菠菜 味噌豆腐湯一碗

Day 3	Day 4	Day 5
歐咩尬 3 鮭魚曬太陽三明治 牛奶一杯	糙米薏仁鹹粥一碗	奇異果牛奶麥片粥
紅藜飯一碗 低溫慢烤味噌豬後腿 開陽白菜 豬肝湯一碗 葡萄十三顆	黑米飯一碗 椒鹽烤鯖魚 會跳舞的柴魚韭菜 金針排骨湯一碗 橘子一顆	黑米飯一碗 紅白配之番茄菇菇蔥花炒蛋 蘆筍炒蝦仁 香菇雞湯一碗
紅藜飯一碗 蔥爆彩椒雞里肌 大陸妹 蘿蔔排骨湯一碗 蘋果一顆	黑米飯一碗 照燒雞腿一隻 醬燒杏鮑菇玉米筍 青菜豆腐湯一碗 藍莓	糙米飯一碗 粉蒸肉 蛤蜊絲瓜 銀耳蓮子湯一碗 芭樂半顆

Day 6	Day 7
燻鮭魚三角飯糰一個 香蕉豆漿	饅頭夾蛋一個 黑芝麻牛奶一杯
糙米飯一碗 泰式打抛豬 蒜炒四季豆 羅宋湯一碗	紅藜飯一碗 清蒸檸檬魚 炒小白菜 蚵仔豆腐湯一碗 蘋果一顆
糙米飯一碗 舒肥義式雞胸 炒萵苣 黃豆芽大骨湯一碗 櫻桃九顆	紅藜飯一碗 超下飯豆豆肉燥 蠔油芥藍 竹筍排骨湯一碗 橘子一顆

◆早餐

•苜蓿芽海苔手捲

食材

·海苔一張
·苜蓿芽二十克
·小黃瓜二十克
·沙拉醬少許
·紅蘿蔔十克
·酪梨三十克
·紅、黃甜椒二十克

作法

1、將所有蔬果洗淨，用過濾水或開水再沖洗一次，瀝乾水分。
2、小黃瓜、紅椒、黃椒、紅蘿蔔切成條狀、酪梨切塊。
3、海苔平鋪於桌面上，依序鋪上苜蓿芽、甜椒、紅蘿蔔、酪梨等。
4、擠上少許美乃滋。
5、將海苔捲成一條手捲。

TIPS

腸胃道狀態差、容易腹瀉者，建議先避免生冷食物，苜蓿芽可替換為豆芽菜，蔬菜用煮沸的熱水燙過後，待冷卻再包入手捲。

‧冬瓜蛤蜊湯

食材

‧冬瓜五十克
‧蛤蜊一百克
‧食鹽二分之一茶匙
‧薑絲十克
‧米酒一湯匙

作法

1、將蛤蜊泡在鹽水中吐沙並洗淨。
2、冬瓜去除瓜囊，切成薄片狀。
3、燒滾水，放入冬瓜薄片，小火滾五到八分鐘。
4、放入蛤蜊，待蛤蜊開殼後加鹽調味。
5、在碗裡放入薑絲與米酒，再將熱湯倒入碗中。

TIPS

1、蛤蜊是海鮮類中鈣質含量較高的食材，也富含牛磺酸、鋅、硒、鐵、維生素B_{12}等營養素，可以幫助身體新陳代謝、加強肝臟解毒。
2、蛤蜊本身有天然的鮮甜味，烹煮時無需加過多的鹽或調味料，以免失去風味。

・薑汁燒肉

食材

・豬肉片九十克
・洋蔥絲五十克
・薑泥一大匙
・醬油兩大匙
・味醂一大匙
・米酒或清酒一大匙
・蒜泥〇・五小匙
・水兩大匙

作法

1、豬肉片與醬料混合，並醃漬十至十五分鐘。
2、起油鍋，炒香洋蔥後，將豬肉下鍋拌炒。
3、等豬肉熟透，醬汁也減少後，就可準備起鍋。

TIPS

每個醬油品牌鹹度不同，可自行調整醬油和味醂的比例。

◆早餐

・鮪魚蛋餅

食材

- 全麥蛋餅皮一張
- 雞蛋一顆
- 三明治鮪魚罐頭六十克
- 油一茶匙
- 胡椒鹽少許

作法

1、雞蛋打勻成蛋液備用。
2、加入一茶匙的油於平底鍋中加熱。
3、到入蛋液，鋪上全麥蛋餅皮
4、用鍋鏟稍微壓蛋餅皮。
5、餅皮與蛋黏著後，翻面煎。
6、鋪上鮪魚，灑上少許胡椒。
7、將蛋餅捲成條狀，並切小塊。

TIPS

雞蛋與鮪魚都是優質的蛋白質來源，可提供各種人體所需必需胺基酸，同時鮪魚也含有好的油脂 Omega-3 脂肪酸，可以幫助減緩體內發炎。蛋餅也可以一個人喜好添加蔬菜，增加早餐的纖維質攝取。

・茄汁豆皮

食材

・生豆皮一個
・蔥半根
・番茄半顆
・蒜一瓣
・薑片一片
・番茄醬一大匙
・醬油一小匙
・糖一小匙

作法

1、少許油將豆皮煎至兩面酥香。
2、番茄切小塊、蔥切段、大蒜切末、薑切片，備用。
3、煎好的豆皮切塊，備用。
4、同鍋利用剩下的油，放入薑片、蔥段、大蒜炒香，接著加入番茄醬、番茄、醬油、清水、糖調味。
5、將豆皮放入醬汁煨煮，入味即可。

TIPS

不要用炸過的豆皮（包），因為油質含量太高，且經過高溫油炸，有較多自由基，容易引起體內發炎。

・吻仔魚蒸蛋

食材

・吻仔魚三十克
・蛋一顆
・蔥花少許
・鹽少許
・白胡椒少許

作法

1、雞蛋打散後加入清水，蛋和水的比例約一比一・五。
2、吻仔魚洗淨，加入蛋液中。
3、加入鹽、胡椒少許、灑上蔥花。
4、電鍋外圍放一杯水，鍋蓋不要蓋緊，等電鍋跳起即可。

TIPS

蛋和水的比例，可以個人喜好口感微調。

・蒲燒秋刀魚（二人份）

食材

・秋刀魚一條
・油一茶匙
・醬油一茶匙
・味醂一茶匙
・米酒一茶匙
・冰糖一茶匙

作法

1、秋刀魚去頭尾，並將內臟清除，由腹部對切開來。
2、熱鍋，加入一茶匙油。
3、以中小火將秋刀魚煎至表面為金黃色後，先盛起。
4、全部倒入鍋中，以小火煮沸，再放入秋刀魚慢煮至上色。
5、醬汁收乾，即可盛盤。

TIPS
每個醬油品牌鹹度不同，可自行調整醬油和味醂的比例。

◆早餐

•歐咩尬3鮭魚曬太陽三明治（二人份）

食材

‧天然酵母全麥吐司兩片
‧雞蛋兩顆
‧野生煙燻鮭魚六十克
‧綜合生菜四十克
‧沙拉醬適量
‧橄欖油二茶匙

作法

1、熱鍋加油，煎兩顆荷包蛋備用。
2、取一片土司，將煎好的兩顆荷包蛋鋪上。
3、擺上綜合生菜並擠適量沙拉醬。
4、煙燻鮭魚平鋪於生菜上。
5、再取另一片吐司蓋上。
6、將三明治對切，即可完成兩人份早餐。

・低溫慢烤味噌豬後腿（二人份）

食材

・豬後腿肉一百二十克
・胡椒粉少許
・七味粉少許

醃料

・味噌一茶匙
・醬油一茶匙
・味醂一茶匙
・米酒一茶匙
・白醋少許

作法

1、豬肉以清水洗淨後，用紙巾將多餘水分吸乾。
2、所有醃料混合均勻後醃漬豬肉，建議至少醃漬一小時。
3、烤箱設定一百到一百二十度預熱。
4、豬肉放入烤箱烤八至十分鐘。
5、可灑胡椒或七味粉調味。

TIPS

豬後腿肉算是比較平價也較少油脂的豬肉部位，透過低溫慢烤的過程，可以鎖住肉的鮮甜，並且可以讓肉質有軟嫩口感，避免過柴。

・開陽白菜（二人份）

食材

・大白菜兩百克
・乾燥香菇一朵
・紅蘿蔔二十克
・蝦米五克
・蒜頭一瓣
・油一茶匙
・鹽少許

作法

1、食材洗淨，白菜切小塊，香菇、胡蘿蔔切絲，蒜頭切末。
2、熱鍋加油，將蒜頭爆香，再倒入香菇、蝦米、紅蘿蔔炒香。
3、倒入大白菜以中小火燜煮至熟軟。

TIPS

大白菜是台灣常見的備用蔬菜，盛產在冬季，除了燜煮外，也常會在滷味、燉煮、泡菜、火鍋等料理中使用。
大白菜為十字花科蔬菜，富含胡蘿蔔素、葉黃素、蘿蔔硫素、吲哚、維生素B群等，能幫助提升身體抗氧化力、增強免疫力。

・蔥爆彩椒雞里肌（二人份）

食材

・雞里肌肉兩百克
・青蔥二十克
・洋蔥二十克
・紅椒二十克
・黃椒二十克
・米酒一茶匙
・日式和風醬油一茶匙
・蠔油一茶匙
・砂糖二分之一茶匙
・胡椒鹽少許
・橄欖油二茶匙

作法

1、以米酒、和風醬油、蠔油、砂糖醃雞里肌肉，建議醃半小時以上。
2、熱鍋加油，快速翻炒洋蔥、紅椒、黃椒。
3、加入肌里肌肉一起拌炒至九分熟。
4、最後放入青蔥段拌炒至微軟。

TIPS

不同顏色的蔬菜含有不同的植化營養素，能夠幫助減緩體內慢性發炎、改善疲勞。因此，在料理時可善用各種色系蔬菜做搭配，像是四季豆、香菇、玉米筍、筊白筍、青椒、木耳、紅蘿蔔等都可以作為替換蔬菜。

◆早餐

・糙米薏仁鹹粥（二人份）

食材

・糙米半杯
・薏仁半杯
・乾香菇一朵
・芹菜珠少許
・豬肉絲一百二十克
・鹽適量
・白胡椒少許

作法

1、糙米、薏仁洗浸泡水。
2、香菇泡水切絲，下鍋煸香，加入豬肉絲拌炒。
3、鍋中加水，加入糙米、薏仁，煮至米飯熟透。
4、加入芹菜珠，以鹽和胡椒調味。

‧椒鹽烤鯖魚

食材

‧鮭薄鹽鯖魚一片（約一百四十至一百八十克）
‧檸檬四分之一顆
‧黑胡椒鹽少許

作法

1、鯖魚表面畫刀，可畫格紋狀或斜條紋。
2、烤箱預熱兩百度，將輕魚放入烤十分鐘。
3、擠上檸檬汁，依個人喜好灑適量胡椒鹽。

TIPS

鯖魚又稱青花魚，台灣秋冬盛產鯖魚。鯖魚本身油脂含量高，特別是富含DHA及EPA，能夠穩定神經系統、紓緩壓力。鯖魚本身風味獨特、肥美多汁，簡單料理就相當美味，然而對有些人來說可能會覺得鯖魚的腥味較重，可以藉由一些檸檬汁、金桔汁提升風味，或者也可以用味噌漬烤的方式做日式風味的烤鯖魚。

‧會跳舞的柴魚韭菜

食材

‧韭菜一百克
‧柴魚片五克
‧橄欖油一茶匙
‧醬油膏一茶匙

作法

1、將韭菜洗淨，切除尾部。
2、先將根部丟入滾水中汆燙，再丟入剩下的韭菜。
3、待韭菜變鮮綠色後撈起擺盤。
4、淋上醬油膏及橄欖油，鋪上柴魚片。

TIPS

韭菜纖維含量高，每一百克韭菜就有十五克膳食纖維，可以幫助腸道蠕動，減少毒素在腸道的堆積，同時韭菜也含有揮發性精油，能夠減少膽固醇的吸收，並幫助改善血脂。

・金針排骨湯（二人份）

食材

・乾燥金針十五克
・排骨一百五十克
・乾薑十克
・蔥花一湯匙
・鹽二分之一茶匙
・米酒一茶匙
・白胡椒粉少許

作法

1、金針花洗淨泡水二十至三十分鐘，乾薑切絲。
2、排骨用滾水稍微燙過，再以冷水沖洗。
3、將排骨、薑片、金針、米酒、鹽、胡椒放入鍋中加水，水量要淹過食材。
4、以小火慢煮二十至三十分鐘。

TIPS

金針花經過乾燥後，營養素含量又更高，像是維生素A、維生素E、鈣、鐵等。在乾燥金針之前，盡量挑選顏色為淡褐色不要過度鮮豔的金針花，聞聞看是否有刺鼻的藥水味，品質良好的乾燥金針花應是帶有淡淡的花香味。

•照燒雞腿

食材

·去骨雞腿一隻
·白芝麻少許
·醬油二大匙
·味醂二大匙
·米酒二大匙
·糖一小匙

作法

1、雞肉與醬油、米酒、味醂和糖一同冷藏醃漬三十分鐘。
2、鍋燒熱，不用放油，雞皮朝下煎至金黃後翻面。
3、倒入醃肉的醬汁一起煮至雞腿熟透，醬汁黏稠。
4、起鍋灑上白芝麻即可。

・醬燒杏鮑菇玉米筍

食材

・杏鮑菇一條
・玉米筍三根
・大蒜一瓣
・醬油一小匙
・鹽適量
・黑胡椒少許

作法

1、將杏鮑菇切小塊，玉米筍切小段、蒜頭切末。
2、起油鍋將蒜炒香後，加入杏鮑菇和玉米筍。
3、最後加入醬油、鹽、黑胡椒調味即可。

◆早餐

．奇異果牛奶麥片粥

食材

．麥片三十克
．牛奶兩百四十毫升
．奇異果一顆

作法

1、水煮滾，加入麥片煮三分鐘。
2、再加入牛奶煮滾。
3、倒入碗中放涼。
4、奇異果去皮切片，鋪在粥上即可。

・紅白配之番茄菇菇蔥花炒蛋（二人份）

食材

・牛番茄十五顆
・鴻喜菇五十克
・雞蛋二顆
・蔥花二湯匙
・蒜頭一瓣
・油一湯匙
・醬油二茶匙
・砂糖一茶匙
・鹽二分之一茶匙

作法

1、半顆番茄切末、一顆番茄切塊狀。
2、將雞蛋打成均勻的蛋液。
3、熱鍋加油，轉小火加入蛋液。
4、當鍋底周邊的蛋液有凝固時，用筷子撥動至中心。
5、蛋半生熟時，先盛起裝入盤中。
6、將蔥花、蒜頭末倒入鍋中爆香。
7、加入番茄末、調味料、半杯水拌炒。
8、加入番茄塊、鴻喜菇炒熟後，加入半生熟雞蛋拌炒。

・蘆筍炒蝦仁（二人份）

食材

・綠蘆筍兩百五十克
・紅椒三十克
・蝦仁一百五十克
・蒜頭一瓣
・米酒二茶匙
・鹽少許

作法

1、蘆筍去除尾段約一公分，刨除外皮較老的粗纖維，並切段。
2、蝦仁以米酒、少許鹽巴去腥。
3、熱鍋加油，乾煎蝦仁至兩面有稍微變色，先撈起。
4、丟入蘆筍、甜椒拌炒，待蘆筍呈現鮮綠色，加入蝦仁拌炒至熟。

TIPS

喜歡吃辣口味的話，也可以將紅椒換成紅辣椒。

•香菇雞湯

食材

・乾燥香菇三朵
・帶骨雞腿肉塊一百克
・乾薑片二到三片
・米酒一大匙
・鹽二分之一茶匙

作法

1、帶骨雞腿肉塊汆燙過、乾燥香菇清洗後泡水。
2、將所有食材連同香菇水放於電鍋內鍋之中。
3、加水至淹過食材，按下電鍋開關。
4、電鍋開關跳開後，繼續燜二十分鐘再開鍋。

‧粉蒸排骨（三人份）

食材

‧豬排骨肉三百克
‧地瓜一條
‧蒸肉粉半包
‧醬油一匙
‧米酒一匙
‧糖一小匙

作法

1、排骨和醬油、米酒、糖、蒸肉粉抓醃。
2、地瓜削皮切中丁，鋪在鍋底。
3、醃好的肉放在地瓜上。
4、電鍋外鍋二杯水，蒸熟。

•銀耳蓮子湯（三人份）

食材

·乾白木耳一朵
·新鮮蓮子兩百克
·枸杞一大匙
·冰糖一大匙
（可依個人喜好調整）

作法

1、乾木耳泡水約二到三小時，泡軟後用剪刀剪除黃蒂頭，剪小塊。
2、蓮子中間的綠色芯用牙籤去除，用水洗淨蓮子。
3、木耳、蓮子、枸杞放入鍋中，加水淹過食材。
4、大火煮滾轉小火熬煮一小時，加入冰糖繼續燜煮至黏稠即可。

DAY 6

◆早餐

・香蕉豆漿

食材

・小根香蕉一根

・無糖豆漿兩百六十毫升

作法

將去皮香蕉與無糖豆漿以果汁機打勻。

TIPS

香蕉含有色胺酸、黃豆含有鎂，可幫助神經肌肉放鬆，減緩焦慮。

・泰式打拋豬（二人份）

食材

・豬絞肉一百五十克
・九層塔三分之一碗
・小番茄二分之一碗
・蒜頭二瓣
・檸檬八分之一顆
・橄欖油二茶匙
・醬油一湯匙
・魚露一茶匙
・台糖二號砂糖一茶匙

作法

1、九層塔切碎、蒜頭切末、小番茄切小丁。
2、熱鍋加油，加入豬絞肉，將肉炒至七分熟。
3、把肉推到鍋邊，放入蒜頭末爆香。
4、加入番茄丁拌炒，倒入調味料。
5、調味料可以個人喜好調整或加水。
6、最後加入九層塔拌炒，擠上檸檬汁。

・羅宋湯（三人份）

食材

・蕃茄一顆
・紅蘿蔔半條
・馬鈴薯一顆
・洋蔥半顆
・蒜二瓣
・豬里肌一百克
・蕃茄醬一大匙
・義大利香料適量
・鹽適量
・黑胡椒粉適量

作法

1、將蕃茄洗淨切丁，紅蘿蔔、馬鈴薯洗淨、削皮、切丁。
2、洋蔥切絲，大蒜切末。
3、油鍋，將洋蔥和大蒜先炒香。
4、再加入蕃茄、馬鈴薯、紅蘿蔔、豬里肌一起拌炒。
5、加水淹過食材，並加入所有調味料開始燉煮。
6、燉煮三十分鐘即可。

・舒肥義式雞胸

食材

・雞胸肉一塊
・洋蔥末一湯匙
・蒜末一茶匙
・橄欖油一茶匙
・義大利香料適量
・鹽二分之一茶匙
・黑胡椒少許

作法

1、將所有食材或調味料均勻附著於雞胸肉表面。
2、放置冷藏醃漬一夜。
3、雞胸肉放入耐熱夾鏈袋中，泡在冷水中將袋內的空氣擠出。
4、將六十五度的溫水倒入電鍋中，並開啟保溫模式。
5、調整水溫至約六十度，將雞胸肉放入約六十分鐘。

TIPS

舒肥雞胸料理一般建議溫度為六十度，若沒有專用的舒肥機則可以用電鍋替代。調味料也可依喜好做變換，像是韓式泡菜、印度瑪莎拉、蒜香辣味等。

◆午餐

・清蒸檸檬鯛魚（二人份）

食材

・鯛魚片二片
・薑片三到四片
・蔥段二根
・香菜末一湯匙
・魚露一湯匙
・辣椒末一茶匙
・蒜泥一茶匙
・檸檬汁一顆
・台糖二號砂糖一茶匙
・水八十毫升

作法

1、鯛魚平鋪魚深盤中，鋪上薑片與蔥段。
2、將魚露、辣椒末、蒜泥、檸檬汁、砂糖和水混合，做成醬汁淋在魚上。
3、可切檸檬片擺盤裝飾。
4、放入電鍋蒸二十分鐘。
5、完成後灑上香菜末。

・超下飯豆豆肉燥（二人份）

食材
・絞肉一百克
・毛豆五十克
・新鮮香菇二片
・豆干二片
・蒜末二瓣
・油一茶匙
・醬油十五茶匙
・豆瓣醬一茶匙
・米酒一茶匙
・台糖二號砂糖一茶匙
・黑胡椒少許

作法
1、香菇與豆乾切丁，毛豆去薄膜，用熱水稍微汆燙。
2、絞肉以米酒、少許鹽醃漬，去腥。
3、熱鍋加油，將蒜頭爆香，倒入肉末拌炒。
4、加入毛豆、香菇丁與豆干丁拌炒均勻。
5、加入醬油、砂糖、黑胡椒、豆瓣醬調味拌炒。

附錄三　失眠整合醫學・臨床檢測評估

失眠除了情緒壓力之外，常是許多背後原因所造成，可能是身體出現了功能失衡，甚至是疾病的狀況。

透過完整的醫學評估，瞭解身體是否有失調問題，或是因營養不足而導致的睡眠障礙。

一般醫學檢測

◆身體組成分析——

瞭解身體體重、體脂肪、肌肉量

◆自律神經檢測——

瞭解體內自律神經是否處於平衡狀況

◆血液常規檢測——

白血球分類

尿液常規檢測

肝功能檢測

腎功能檢測

◆**心血管檢測**——

瞭解是否有心血管疾病風險

◆**血糖代謝檢測**——

瞭解是否有血糖失衡之風險

◆**甲狀腺功能檢測**——

瞭解是否有甲狀腺功能失調之情形

整合功能醫學檢測

◆**壓力荷爾蒙節律分析**——

瞭解體內壓力荷爾蒙（皮質醇）分泌情形

◆**神經內分泌檢測**——

瞭解大腦神經傳導物質：多巴胺、血清素、腎上腺素、正腎上腺素、麩胺酸

◆**細胞營養代謝分析**——

瞭解體內營養素代謝、肝臟解毒功能、氧化力壓力狀況

◆**男女性荷爾蒙檢測**——

瞭解體內荷爾蒙情形

◆**雌激素代謝分析**——

瞭解體內荷爾蒙代謝情形

◆**甲基化代謝分析**——

瞭解體內神經傳導物質合成與分解能力

◆**營養與毒性元素分析**——

瞭解體內微量元素含量，以及重金屬累積情形

◆**抗氧化維生素分析**——

瞭解體內抗氧化維生素、維生素C、維生素A、維生素E、維生素D含量

◆**急慢性過敏原分析**——

瞭解體內食物及環境過敏狀況

◆**腸道功能分析**——

瞭解體內消化、腸道免疫功能

附錄四

本書編著簡介

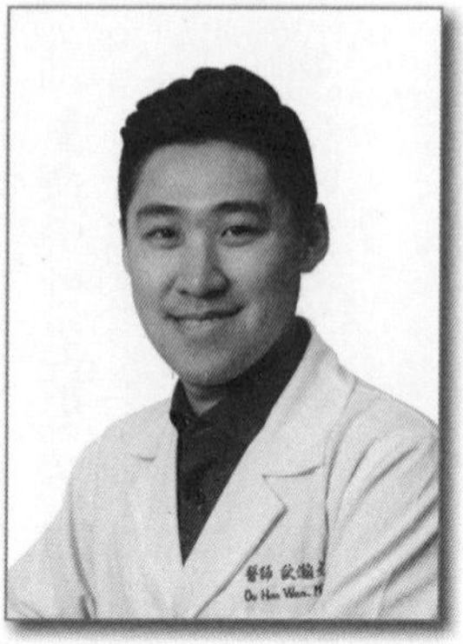

歐瀚文 醫師

MD/PhD 家庭醫學科專科醫師

◆ **學歷**

馬里蘭大學整合醫學博士

西方州立大學人類營養暨功能醫學碩士

◆**現任**

美國抗衰老醫學會（A4M）台灣分會執行長

美國聖布魯克大學整合功能醫學研究所客座講師

中華功能醫學協會秘書長／常務理事

BHAT生物等同荷爾蒙學會學術長／創會理事

瀚仕整合功能醫學中心執行長／醫師

越L'EXCELLENCE診所整合醫學醫師

IFECTW功能醫學教育中心創辦人／教育團隊

美國功能醫學協會（IFM）進階認證醫師（IFMCP）

美國抗衰老醫學會（A4M）高階認證醫師（FAAMFM）

◆**理念**

找出疾病的根源，治療病因而非症狀，以整合以及系統性的角度，為將來的醫療系統提供不同的突破方向。

◆**粉絲頁／個人平台**

FB粉絲團：歐瀚文醫師功能醫學

個人網站：歐耶！功能醫學

良醫健康網專欄：歐Bar功能醫學教室

◆編譯／推薦作品

《自體免疫自救解方：反轉發炎，改善腸躁、排除身體毒素的革命性療法》（編譯）

《血糖代謝自癒力：不生病的營養健康療方》（編著）

《SIBO，隱「腸」危機：終結SIBO小腸菌叢過度增生，改善腸漏、血糖、內分泌失調、自體免疫疾病》

《超強心肺免疫力：養心淨肺抗病排毒》

◆座談／研討會／媒體邀約發表與參與

二〇一六「功能醫學應用策略研討會」情緒健康管理 講師

二〇一六「中華功能醫學協會臨床應用座談會」INSIDE OUT與情緒共舞 講師

二〇一七「自體免疫健康：功能醫學臨床應用座談會」

二〇一七「腸胃道與營養」Lamigo會館講座主講

二〇一七「功能醫學創新健康思維」主講

二〇一七「中華功能醫學協會臨床應用座談會」Flame fighting! 戰勝疾病之火 講師

二〇一七「心血管檢測：功能醫學在心血管醫療的應用」主講

二〇一七「年度學術研討會」論文發表：臺北市南港區長者視力篩檢眼壓偏高盛行率及眼壓與年齡之關係

二〇一八「功能食品與營養保健品」國際研討會

二〇一八 歐瀚文醫師讀書會——「自體免疫自救解方」導讀（多場）

二〇一八　臺北醫學大學保健營養學系系友會活動：功能醫學講座
二〇一八　第三屆【中國湘雅心血管健康管理論壇】暨國家級醫學繼續教育項目【心血管與代謝性疾病健康管理】受邀講師
二〇一八　「年度學術研討會」論文發表：高齡職業駕駛健康狀態分析
二〇一八　國際期刊學術發表：小腸菌叢增生之草本抗生素殺菌臨床案例剖析
二〇一八　（北京）功能醫學檢測及臨床實踐．夏季研修班講師
二〇一九　「台灣基因營養功能醫學學會」臨床實務討論會 荷爾蒙問題臨床實務
二〇一九　「遼寧省功能醫學精準營養高峰論壇」腸道功能醫學檢測及治療
二〇二〇　「中華功能醫學協會」心血管代謝疾病臨床實務研討會
二〇二〇　「中國湖南省五湖健康大會」免疫功能醫學檢測及治療
二〇二一　「台灣基因營養功能醫學學會」臨床實務討論會 腎上腺壓力與免疫力

多次受邀至九八新聞台、漢聲、正聲、中央廣播和ＥＬＬＥ、健康2.0、聚焦2.0、Cheers雜誌，以及媽媽寶寶、醫師好辣、ＨＥＨＯ健康、每日健康、奇哥媽媽教室等平面、網路、報章媒體等採訪曝光。

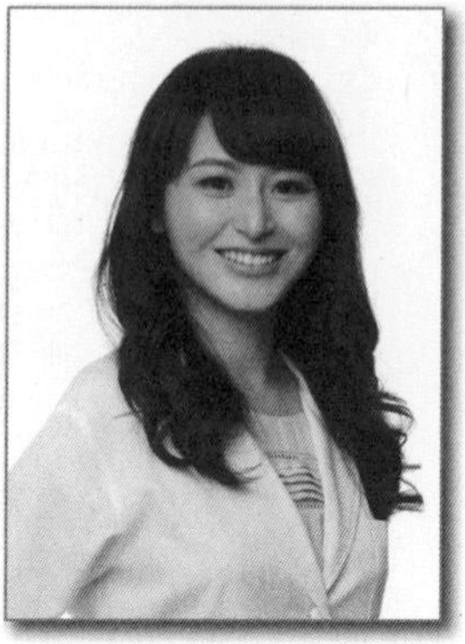

賀菡懿　營養師

◆學歷

德國基森大學（Justus-Liebig University Giessen）營養科學碩士

臺北醫學大學保健營養學系學士

◆現任

中華功能醫學協會理事

IFECTW 功能醫學教育中心營養師和培訓講師

瀚仕診所功能醫學營養師與健康教練

◆ **理念**

從德國營養醫學出發，致力於推廣整合營養，從「舒敏飲食」落實符合個人獨特生化體質的營養處方與飲食計劃。

◆ **審校／翻譯協力／推薦**

《關於高血壓，醫生可能不會說的事：拒絕沉默殺手——高血壓，擊退中風、心臟病、糖尿病和腎臟病的革命性飲食提案》（審校）

《自體免疫自救解方：反轉發炎，改善腸躁、排除身體毒素的革命性療法》（翻譯協力）

《血糖代謝自癒力：不生病的營養健康療方》（推薦）

《ＳＩＢＯ，隱「腸」危機：終結ＳＩＢＯ小腸菌叢過度增生，改善腸漏、血糖、內分泌失調、自體免疫疾病》（文字協力）

《超強心肺免疫力：養心淨肺抗病排毒》（合著）

◆ **座談／研討會**

多次擔任中華功能醫學協會臨床應用座談會講師，並受邀於 Lamigo 會館、全國高級中等以下學校營養師研習會、臺北醫學大學保健營養學系系友會、（北京）功能醫學檢測及臨床實踐等等演講，多次在電視節目《生活智多星》當錄影來賓，兩度接受《早安健康》特刊專訪。

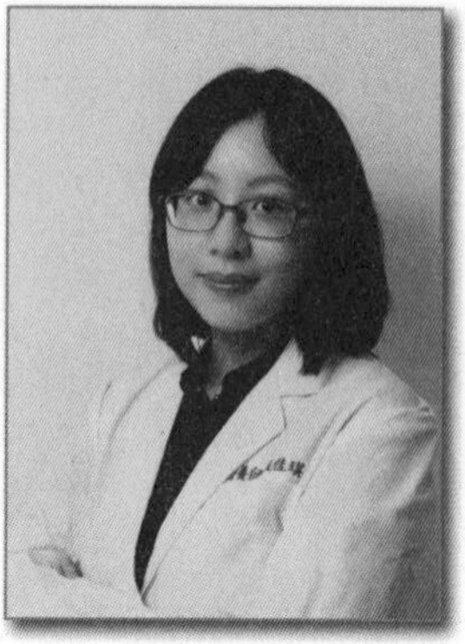

洪佳琪 營養師

◆學歷

國立臺灣海洋大學食品科學系學士

美國 AFMCP 國際功能醫學臨床應用實踐培訓結訓

美國國家運動委員會私人教練專業證照認證

◆現任

IFECTW 功能醫學教育中心營養師和培訓講師

瀚仕診所功能醫學營養師

美國國家肌力與體適能協會競技運動營養師

◆**理念**

以食品科學為基礎，整合營養、功能醫學的核心概念並鼓勵每個人找到適合自己的運動及紓壓方式，達到全方位的健康。

◆**審校／著作**

《ＳＩＢＯ，隱「腸」危機：終結ＳＩＢＯ小腸菌叢過度增生，改善腸漏、血糖、內分泌失調、自體免疫疾病》（審校）

《超強心肺免疫力：養心淨肺抗病排毒》（合著）

Deep Q 醫學百科共同作者

食安網路謠言闢謠寫手

◆**講座**

多次擔任社區食安講座講師、學校營養午餐督導人員衛生安全講習講師、護理教師研習講師、功能醫學臨床實戰培訓等演講。

◆**社群**

臉書粉絲頁《挑食營養師洪凱西》

https://www.facebook.com/dietitian.Cathy/

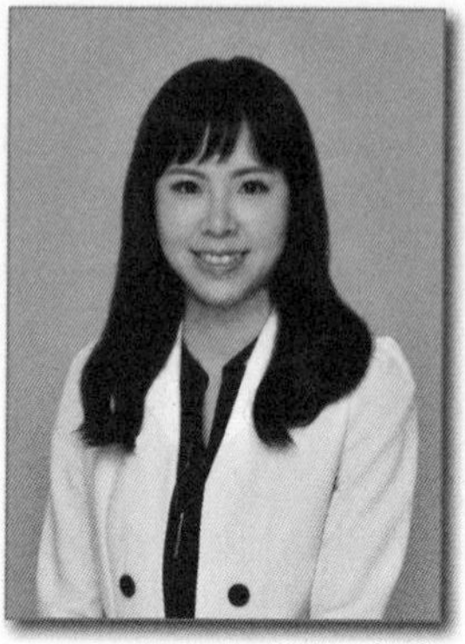

陳郁涵 營養師

◆學歷

國立陽明大學生化暨分子生物研究所碩士

臺北醫學大學保健營養學系學士

美國 AFMCP 國際功能醫學臨床應用實踐培訓結訓

◆現任

IFECTW 功能醫學教育中心營養師和培訓講師

瀚仕診所功能醫學營養師

臺灣健康營養教育推廣協會理事

◆理念

改變飲食關鍵在於先有內在覺察，而非熱量加減乘除的數學！以功能醫學融合瑜珈的智慧，瞭解每個飲食行為背後的為什麼，找回與食物間的平衡連結。

◆工作坊／講座

企劃「營養師無國界小廚房」系列活動，探討各國飲食文化與飲食健康；多次擔任外商公司、保健品公司、藥妝連鎖通路、嘉義縣人力發展所、北市社區營養講師，並受國立教育廣播電臺「教育行動家」節目專訪。

◆著作

《超強心肺免疫力：養心淨肺抗病排毒》（合著）

◆社群

臉書粉絲頁《食在擇學》

https://www.facebook.com/noweatology

國家圖書館出版品預行編目 (CIP) 資料

失眠診所：整合醫學醫師、營養師教你吃出好眠力 / 歐瀚文，賀菡懿，洪佳琪，陳郁涵編著．-- 第一版．-- 臺北市：博思智庫股份有限公司，民 110.11 面；公分

ISBN 978-626-95049-2-3(平裝)

1. 睡眠 2. 健康法

411.77　　110015869

預防醫學 31

失眠診所

整合醫學醫師、營養師教你吃出好眠力

編　　著｜歐瀚文、賀菡懿、洪佳琪、陳郁涵
主　　編｜吳翔逸
執行編輯｜陳映羽
美術主任｜蔡雅芬
媒體總監｜黃怡凡

發 行 人｜黃輝煌
社　　長｜蕭艷秋
財務顧問｜蕭聰傑
出 版 者｜博思智庫股份有限公司
地　　址｜104 台北市中山區松江路 206 號 14 樓之 4
電　　話｜(02) 25623277
傳　　真｜(02) 25632892

總 代 理｜聯合發行股份有限公司
電　　話｜(02)29178022
傳　　真｜(02)29156275

印　　製｜永光彩色印刷股份有限公司
定　　價｜320 元
第一版第一刷　西元 2021 年 11 月

ISBN 978-626-95049-2-3

博思智庫股份有限公司
博思智庫粉絲團　Facebook.com/broadthinktank

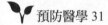